Ali Bendjaballah

Nowe międzynarodowe zalecenia dotyczące ostrego zapalenia trzustki

Ali Bendjaballah

Nowe międzynarodowe zalecenia dotyczące ostrego zapalenia trzustki

Nowe metody postępowania w przypadku ostrego zapalenia trzustki

Wydawnictwo Bezkresy Wiedzy

Imprint

Cover image: www.ingimage.com

Publisher:
Wydawnictwo Bezkresy Wiedzy
is a trademark of
International Book Market Service Ltd., member of OmniScriptum Publishing Group
17 Meldrum Street, Beau Bassin 71504, Mauritius

Printed at: see last page
ISBN: 978-620-0-81786-0

Spis treści

Preambuła

Medycyna jest nauką ciągle zmieniającą się. W miarę jak nowe badania i doświadczenia kliniczne poszerzają naszą wiedzę, konieczne są zmiany w leczeniu i terapii farmakologicznej. Jednakże, ze względu na możliwość wystąpienia błędów ludzkich lub zmian w naukach medycznych, ani autorzy, ani wydawca, który brał udział w przygotowaniu lub publikacji niniejszej pracy, nie gwarantują, że informacje zawarte w niej są pod każdym względem dokładne i kompletne oraz zrzekają się wszelkiej odpowiedzialności za ewentualne błędy lub pominięcia oraz za wyniki uzyskane w wyniku wykorzystania informacji zawartych w niniejszej pracy.

Praca ta stanowi monografię na temat ostrego zapalenia trzustki, a zwłaszcza najnowszych zaleceń związanych z tą patologią. Stała się ona częstsza niż w przeszłości i skorzystała z najnowszych osiągnięć technologicznych w diagnostyce i postępowaniu terapeutycznym, co poprawiło jej rokowanie.

Poprzez tę książkę staraliśmy się zebrać najnowsze zalecenia dla osiągnięcia dokładnej diagnozy, a tym samym zapewnić odpowiednie i skuteczne leczenie, a tym samym poprawić rokowanie.

I-WPROWADZENIE

Ostre zapalenie trzustki (AP) jest stanem zapalnym trzustki, który jest bolesny i czasami śmiertelny. Pomimo ogromnego postępu w medycynie podstawowej w ciągu ostatnich 20 lat, śmiertelność z powodu ostrego zapalenia trzustki utrzymuje się na poziomie około 10%. Ostre zapalenie trzustki zostało po raz pierwszy opisane podczas autopsji w 1882 roku, natomiast przewlekłe zapalenie trzustki opisano po raz pierwszy w 1946 roku. Diagnoza problemów z trzustką jest często trudna i dlatego leczenie jest opóźnione, ponieważ narząd jest stosunkowo niedostępny. Nie ma łatwego sposobu na bezpośrednie obejrzenie trzustki bez operacji, ale w diagnostyce zaburzeń trzustkowych wykorzystano najnowsze technologie i postępy w obrazowaniu. Wsparcie dla ostrego zapalenia trzustki (AP) jest przedmiotem wielu oryginalnych artykułów, od 1988 roku opublikowano trzydzieści wytycznych po procesie, którego rygor, metodologia i kompleksowość były zróżnicowane, od społeczeństwa "monospecjalistycznego" wyuczonego (resuscytatorzy, chirurdzy, itp.) do multidyscyplinarnego.

Na całym świecie w 2015 r. odnotowano około 8,9 mln przypadków zapalenia trzustki. (1) Spowodowało to 132 700 zgonów, w porównaniu z 83 000 zgonów w 1990 roku. (2) Ostre zapalenie trzustki występuje u około 30 na 100 000 osób rocznic. (3) Nowe przypadki przewlekłego zapalenia trzustki pojawiają się u około 8 na 100 000 osób rocznie i dotykają obecnie około 50 na 100 000 osób w Stanach Zjednoczonych. (4) Występuje ono częściej u mężczyzn niż u kobiet. Często przewlekłe zapalenie trzustki zaczyna się między 30 a 40 rokiem życia, podczas gdy u dzieci jest ono rzadkie. (1) Ostre zapalenie trzustki opisano po raz pierwszy podczas autopsji w 1882 roku, natomiast przewlekłe zapalenie trzustki opisano po raz pierwszy w 1946 roku. (4)

Ostre zapalenie trzustki stanowi istotny problem w dziedzinie zdrowia publicznego, ponieważ jego częstość występowania stale rośnie w ciągu ostatnich 20 lat (5), szczególnie w krajach rozwiniętych (6), co ma również wielorakie reperkusje gospodarcze. W ostatnim czasie przeprowadzono wiele badań, które doprowadziły do międzynarodowej kodyfikacji postępowania w przypadku nagłego ostrego zapalenia trzustki. Najnowsze zalecenia dotyczące postępowania w ostrym zapaleniu trzustki pochodzą z 2012 r. i są wynikiem multidyscyplinarnej i międzynarodowej konferencji zainicjowanej przez Międzynarodowe Stowarzyszenie Pankreatologii i Amerykańskie Stowarzyszenie Trzustki.

Konferencję poprowadził pan Marc Besselink z Holandii, który opublikował różne ważne opracowania na temat AP. Metodologia była bardzo rygorystyczna, a wnioski dotyczące 12 części i 38 zagadnień były gorąco dyskutowane publicznie na kongresie. Wyniki te zostały opublikowane w 2013 roku w czasopiśmie Pankreatology. (7). Zrewidowana klasyfikacja Atlanty z 2012 r. definiuje ostre zapalenie trzustki według trzech kryteriów: obecność typowego bólu brzucha (najczęściej gniazdo nadbrzusza), lipazy ponad trzykrotnie większe niż normalnie (dawka amylazy nie jest już zalecana) i/lub kryteria radiologiczne (USG lub TK). (8).

Rozpoznanie stawia się wyłącznie na podstawie skojarzenia z kryterium klinicznym i biologicznym, z wyjątkiem niepewnej formy lub oznak ciężkości od początku, w którym to przypadku skan brzucha zostanie wykonany wcześnie. Udowodniono, że wiele oddziałów ratownictwa medycznego stosuje wczesne badania TK jamy brzusznej, nawet jeśli rozpoznanie AP można postawić wyłącznie na podstawie kryteriów klinicznych i biologicznych. Rzeczywiście, badanie Ultra Sound (US) na oddziale ratunkowym wykazało, że spośród 101 pacjentów, u których zdiagnozowano AP, 88% mogło zrobić bez obrazowania w celu ustalenia diagnozy, a spośród 63 pacjentów, którzy mieli obrazowanie tylko jeden pacjent miał martwiczą AP. (9).

Etiologia żółciowa, będąca jedną z najczęstszych przyczyn AP, badanie ultrasonograficzne jamy brzusznej odgrywa również ważną rolę we wczesnej diagnostyce etiologicznej AP, co pozwala na szybką optymalizację postępowania i orientacji pacjenta. Istnieje coraz więcej punktów i narzędzi diagnostycznych do oceny stopnia zaawansowania AP, z których najbardziej znanym jest wynik Ransona (nie ma on już znaczenia). Jest on jednak ograniczony w kontekście opieki w nagłych wypadkach, ponieważ większość parametrów składających się na niego nie może być znana od początku przy przyjęciu pacjenta (i musi być ponownie oceniona po 48 godzinach). (10).

Niedawno opracowana punktacja szybkiego użycia, którą można wykorzystać bezpośrednio po przyjęciu na ostry dyżur, to BISAP (Bedside Index of Severity in Acute Pancreatitis), który ma tę zaletę, że jest poświęcony zapaleniu trzustki (w przeciwieństwie do punktacji APACHE II), co pozwala przewidzieć ryzyko śmierci i przyjęcia na OIT jakiejkolwiek ostrej patologii, co ma tę wadę, że jest złożone i mało przydatne w praktyce). (11)

Innym narzędziem diagnostycznym, które wydaje się obiecujące we wczesnym rozpoznaniu BP od momentu przyjęcia na pogotowie ratunkowe, jest szybki pasek testowy do wykrywania trypsynogenu-2 w moczu, oparty na zasadzie kanapki immunochromatograficznej. Lipazę w surowicy mierzono w tym samym czasie co test trypsynogenu-2 w moczu u 200 pacjentów z bólem brzucha, z których 14 miało zapalenie trzustki. Ujemna wartość predykcyjna i czułość są równoważne, podczas gdy specyficzność i dodatnia wartość predykcyjna są lepsze dla testu. Wynik dodatni musi, bardziej niż podwyższenie parametrów krwi, ukierunkować diagnozę na chorobę trzustki. Negatywny wynik może praktycznie wykluczyć taką diagnozę. Bez tłumienia pomiarów lipazy w surowicy, test ten jest dodatkowym elementem w diagnostyce ostrego zapalenia trzustki (12).

II-DEFINICJA

Ostre zapalenie trzustki to stan ostrego zapalenia, któremu towarzyszy automatyczne trawienie gruczołu trzustkowego i ewentualnie sąsiednich narządów. Jest odpowiedzialne za miejscową i układową reakcję zapalną (SIRS), która może być powikłana martwicą i prowadzić do niewydolności wielonarządowej i śmierci. (13).

Przewlekłe zapalenie trzustki (PC) charakteryzuje się postępem początkowych zmian zapalnych do zwłóknienia i zniszczenia gruczołu. Od czasu publikacji francuskiej konferencji konsensualnej w 2001 r., potwierdzonej przez Międzynarodową Konferencję w Atlancie w 2012 r., rozpoznanie PA opiera się na połączeniu uniesienia lipazy ponad 3-krotnie większego od normy górnej i bólu brzucha typowego dla trzustki. (14)

III- ANATOMIA I FIZJOPATOLOGIA

1. Anatomia

➔Historia trzustki.

Pierwszy opis trzustki przypisuje się Herophilusowi. To właśnie w XVII wieku opisano główny przewód organowy i wykazano jego znaczenie. Brunner uważał wtedy, że trzustka nie jest niezbędna do trawienia i nie skojarzył jej z cukrzycą. Claude Bernard odkrył funkcję trzustki w trawieniu. W 1922 r. Banting i Best uzyskali wysepkę i wykazali zdolność tej substancji do wywoływania u psa powrotu do zdrowia po śpiączce cukrzycowej. W 1889 r. Reginald Fitz mocno ugruntował zapalenie trzustki jako jednostkę chorobową. W 1927 r. odnotowano pierwszy przypadek hiperinsulinizmu spowodowanego guzem komórek wysepki.

Dwadzieścia osiem lat później Zollinger i Ellison opisali dwóch pacjentów z niezwykle ciężką chorobą wrzodową, u których oboje występowały nieinsulinosekrecyjne guzy wysepek trzustkowych. Następnie wyizolowano gastrynę jako hormon odpowiedzialny za ten zespół. W marcu 1940 roku dr O. Whipple wykonał pierwszą zarejestrowaną jednoetapową pankreaticoduodenektomię. Od tego czasu nastąpił znaczny postęp i obecnie przeszczep izolowanych wysepek i części całej trzustki jest już rzeczywistością (15).

Trzustka jest narządem stałym zlokalizowanym w jamie brzusznej, a dokładniej w zaotrzewnowej. Jest to gruczoł pomocniczy przewodu pokarmowego typu amficryna (zarówno hormonalnego jak i egzokrynowego). Jest to "amfikryna heterotypowa": której komórki wysepkowe są endokrynne, podczas gdy komórki akinarne są egzokrynne. Istnieją 4 anatomiczne części trzustki:

➔- Głowa trzustki znajdująca się pod wątrobą graniczy z dwunastnicą, do której ściśle przylega. Przecina ją główny przewód żółciowy, czyli przewód żółciowy, który doprowadza żółć produkowaną przez wątrobę do dwunastnicy.

➔- Przesmyk jest środkową częścią trzustki i najwęższą tuż przed naczyniami krezki (tętnica krezki górnej i żyła krezki górnej, która spotyka się w żyle śledzionowej, tworząc żyłę wrotną, odpowiedzialną za doprowadzenie krwi żylnej z powrotem do jelita i śledziony do wątroby).

➔- Ciało trzustki rozciąga się skośnie do lewej i górnej części brzucha przed lewą nerką i nadnerczem.

➔- Ogon trzustki to lewy koniec trzustki. Znajduje się on w bliskiej odległości od śledziony i jej naczyń (tętnicy i żyły śledzionowej).

Całą długość trzustki przecina główny przewód trzustkowy zwany kanałem Wirsunga, który zbiera enzymy wytworzone przez trzustkę i wrzuca je do dwunastnicy. Przed wpuszczeniem do dwunastnicy Wirsung łączy się z głównym przewodem żółciowym (żółciowym) i całość opróżnia żółć do jelita przy cebulce wody przez kryzę zwaną brodawką. W zdrowej trzustce tkanka trzustki jest delikatna, miękka, a kanał Wirsunga ma średnicę od 1,5 do 2 mm, co tłumaczy trudności napotykane czasami przy gojeniu się wykonywanych tam szwów chirurgicznych (zespolenia lub szwy).

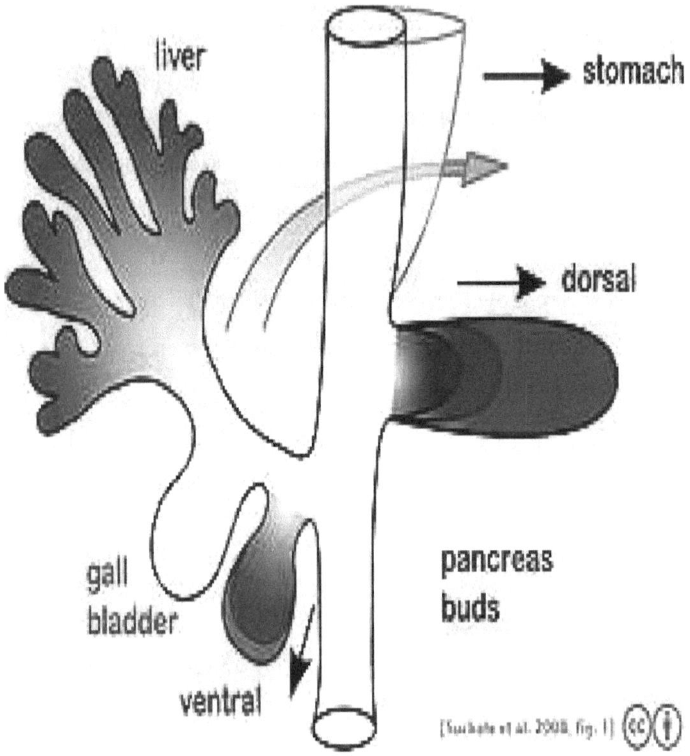

Rysunek 1: Embriologia trzustki (16)

Trzustka pochodzi z przedniej części jelita, rurki prekursora do części przewodu pokarmowego, jako pąk grzbietowy i brzuszny. W miarę jak się rozwija, pączek brzuszny obraca się na drugą stronę i oba pączki łączą się ze sobą.

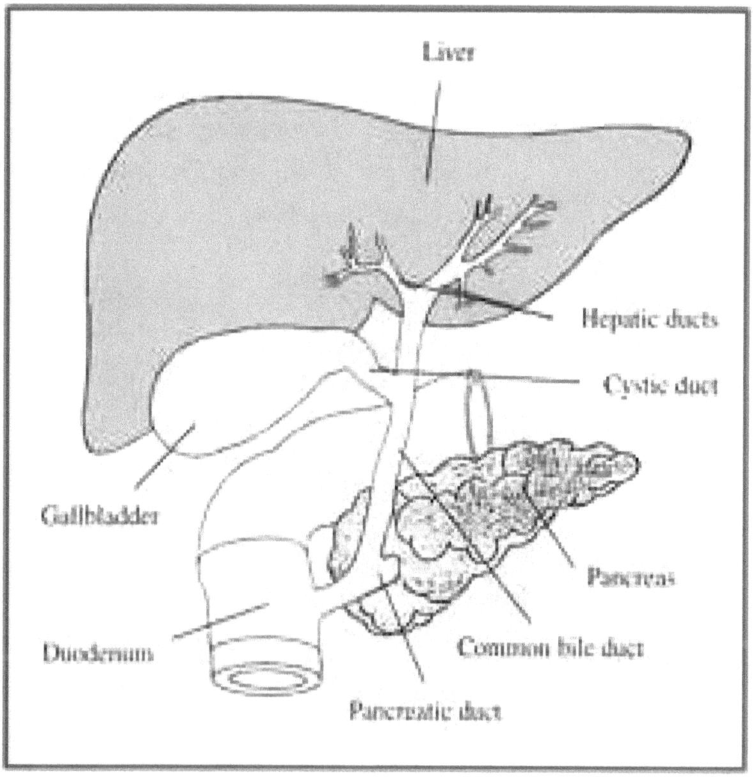
Liver
Hepatic ducts
Cystic duct
Gallbladder
Pancreas
Duodenum
Common bile duct
Pancreatic duct

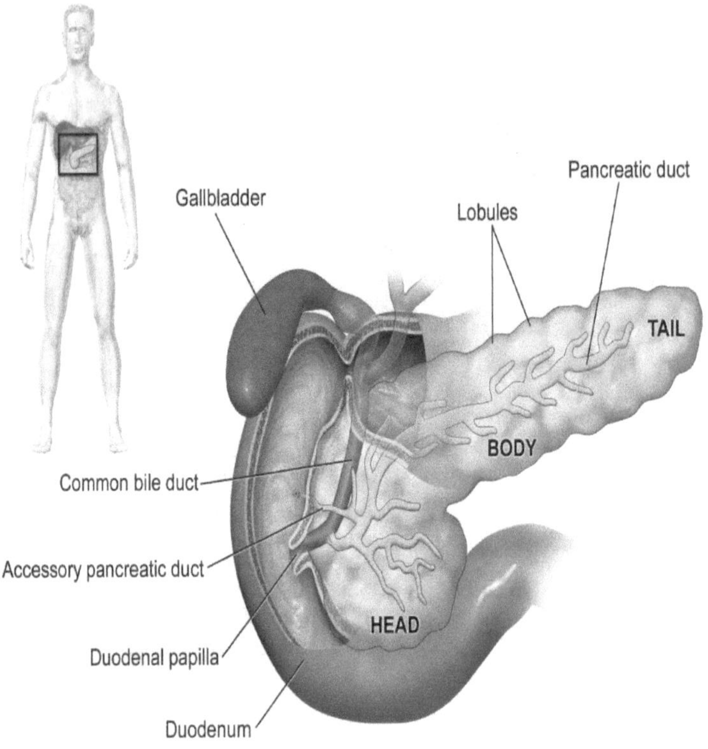

Rysunek 2 i 3: anatomia trzustki (17)

2. Histologia

Trzustka jest niejednorodnym gruczołem złożonym z dwóch odrębnych podgrupaczołków zaplątanych jeden w drugi:

➔- Trzustka zewnątrzwydzielnicza: najbardziej obszerna część utworzona z gruczołów surowiczych akini i przewodów wydalniczych, która pozwala na wydzielanie 1,5 litra soku trzustkowego dziennie.

➔- Trzustka endokrynologiczna: składa się z wielu małych guzków zwanych wysepkami Langerhansa, które są rozrzucone wśród egzokrynnej trzustki acini. Egzokrynna funkcja trzustki znajduje się w płatkach, które zawierają acini (85% masy trzustki). Komórki akinowe wydzielają enzymy trzustkowe, które tworzą sok trzustkowy.

Ten ostatni jest odprowadzany przez kanały wydalnicze do tarczy. Trzustka endokrynologiczna składa się z wysepek Langerhansa, rozproszonych w obrębie miąższu trzustki. Wysepki te stanowią tylko od 1 do 2% masy trzustki. Komórki wysepkowe Langerhansa wyróżniają się hormonem, który wydzielają. Cztery główne hormony wydzielane przez trzustkę to insulina, glukagon, somatostatyna i polipeptyd trzustkowy (PP).

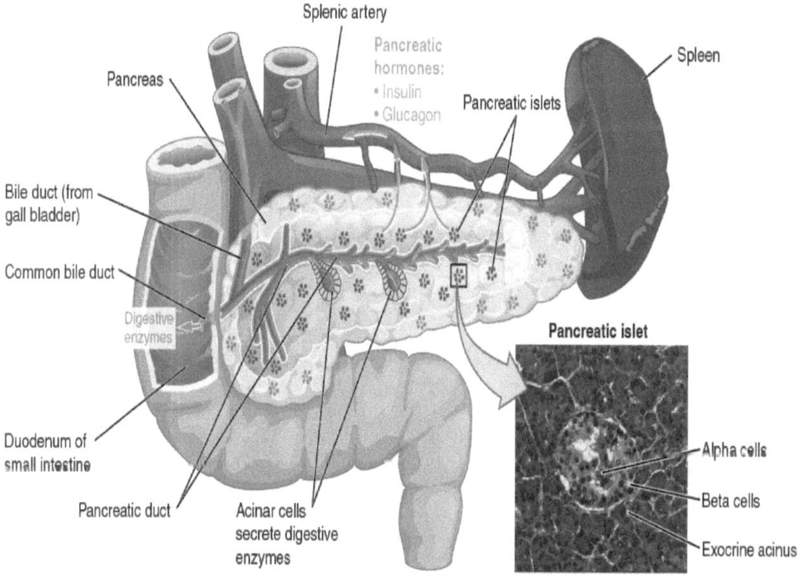

Rycina 4: Trzustka odgrywa rolę w trawieniu, podkreśloną tutaj. Przewody w trzustce (zielone) przewodzą enzymy trawienne do dwunastnicy. Ten obraz przedstawia również wysepkę trzustkową, część trzustki

endokrynnej, która zawiera komórki odpowiedzialne za wydzielanie insuliny i glukagonu. (18)

IV- FIZJOLOGIA

1. Wydzielanie soku trzustkowego (enzymów)

Wydzielanie enzymatyczne, dostarczane przez komórki akinarowe, jest przeznaczone do trawienia białek (na przykład trypsyny), węglowodanów (na przykład amylazy) i lipidów (na przykład lipazy). Egzokrynna trzustka jest tkanką o najwyższym stopniu syntezy białek w całym organizmie. W wyniku tej syntezy białek dochodzi do akumulacji enzymów w granulkach zymogenu zawartych w komórkach akinarów, które przechowują je przed uwolnieniem do światła przewodu trzustkowego w celu trawienia.

1. Para trypsynogen-trypsyna Trypsyna jest enzymem trzustkowym, który bierze udział w trawieniu białek. Jest on syntetyzowany przez trzustkę w postaci trypsynogenu (nieaktywnego proenzymu), a następnie przechowywany w enzymatycznych pęcherzykach (zwanych zymogenami) komórek akinarowych, gdzie jest wydalany w czasie trawienia. Aktywacja trypsynogenu do trypsyny jest wynikiem hydrolizy proenzymu pod wpływem enterokinazy dwunastnicy. Następnie trypsyna aktywuje pozostałe proenzymy w świetle dwunastnicy. W ostrym zapaleniu trzustki, przy słabej ewakuacji trypsyny, jest ona główną przyczyną reakcji zapalnej trzustki i zjawiska autodestrukcji. (19)

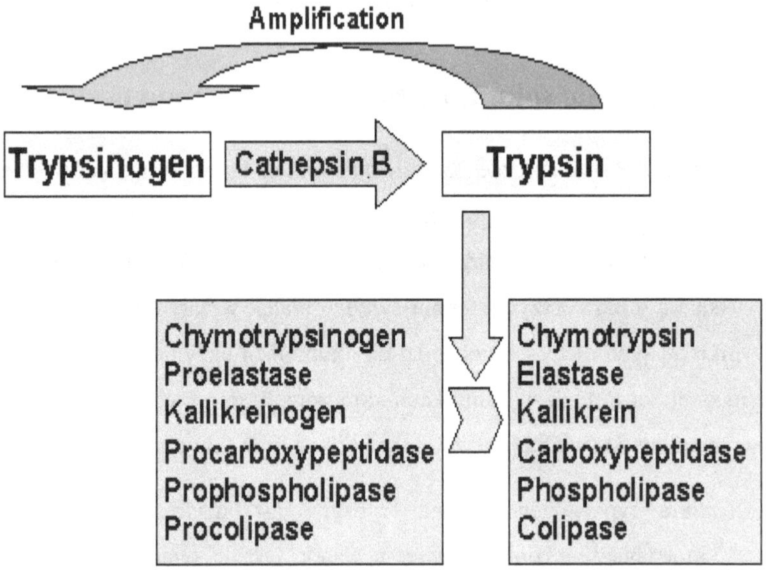

Rysunek 5: Aktywacja trypsyny trypsyny i innych proenzymów (19)

2-Mechanizmy ochrony trzustki

Aby enzymy te nie trawiły samej trzustki, istnieje kilka fizjologicznych mechanizmów ochronnych: (20)

- Synteza enzymów w postaci nieaktywnych proenzymów (przykład trypsynogenu, który jest aktywowany w trypsynie w świetle dwunastnicy przez enterokinazę dwunastnicy, ale który może również sam się aktywować). Należy zauważyć, że niektóre enzymy, takie jak amylaza, są wydzielane bezpośrednio w formie aktywnej;
- Przenoszenie wewnątrzkomórkowe enzymów wewnątrz granulek zymogenu, które w ten sposób izolują enzymy z innych organelli komórkowych, w szczególności lizosomów, które zawierają katepsynę B

(proteazę, która w kontakcie z trypsyniogenem stymuluje jego przemianę w trypsynę).

Stały przepływ wydzieliny trzustkowej, zapewniony przez gradient ciśnienia, który zapobiega stagnacji w przewodzie trzustkowym;

- Obecność fizjologicznych inhibitorów enzymów w wydalaniu trzustki, z których głównym jest PSTI (trzustkowy inhibitor wydzielania trypsyny) zwany również SPINK1 (inhibitor proteazy serynowej Kazal typ 1), który przez kontrolę ujemnego sprzężenia zwrotnego zawiera autoaktywację trypsyny. (21)

3-Pojawienie się ostrego zapalenia trzustki

Patofizjologia ostrego zapalenia trzustki była przedmiotem wielu ostatnich badań, a wiele teorii zostało zaawansowanych. Jednakże, chociaż ujawniono wiele różnych mechanizmów, to jego patogeneza pozostaje niepewna i różni się w zależności od etiologii. (22).

Ostre zapalenie trzustki występuje po przekroczeniu opisanych wcześniej mechanizmów ochronnych, powodując wewnątrzkomórkową aktywację enzymów trzustkowych. W żółciowym zapaleniu trzustki enzymy cofają się w obrębie gruczołu, zwiększając ciśnienie wewnątrzprzewodowe i powodując lizanie komórek trzustki. (23) (24).

W alkoholowym zapaleniu trzustki pierwszym zdarzeniem prowadzącym do aktywacji enzymów jest fuzja granulek zymogenu i lizosomów, doprowadzająca do kontaktu proenzymów z katepsyną B (ta ostatnia, zawarta w lizosomach, stymuluje aktywację trypsyny trypsyny i nasila kaskadę zapalną jest teorią współlokalizacji). (25).

Należy pamiętać, że jest to również mechanizm zapalenia trzustki przez hiperkalcemię lub związane z niektórymi lekami. Równolegle z tymi zjawiskami, zdolność PSTI (SPINK 1) do powstrzymywania przemiany trypsyny w trypsynę jest przekroczona, tak że poziom samoaktywacji trypsyny nadal wzrasta. (19) Po aktywacji trypsyna utrzymuje swoją samo-transformację, przyczyniając się w ten sposób do wzmocnienia reakcji biochemicznej. Raz aktywowana, enzymy trzustkowe powodują mniej lub bardziej istotną autodestrukcję trzustki, która wywołuje kaskadę zapalną.

Reakcja zapalna wywołuje na miejscu obsadę leukocytów, które uwalniają się do cytokin zapalnych krwi (IL1, 6, 8 i TNF alfa), powodując szereg układowych zespołów odpowiedzi zapalnej (SIRS). (26) Następnie może być powikłany przez ARDS (zespół ostrej niewydolności oddechowej) i niewydolność wielotarczową (z koagulopatią rozsianą, niewydolnością nerek itp.).

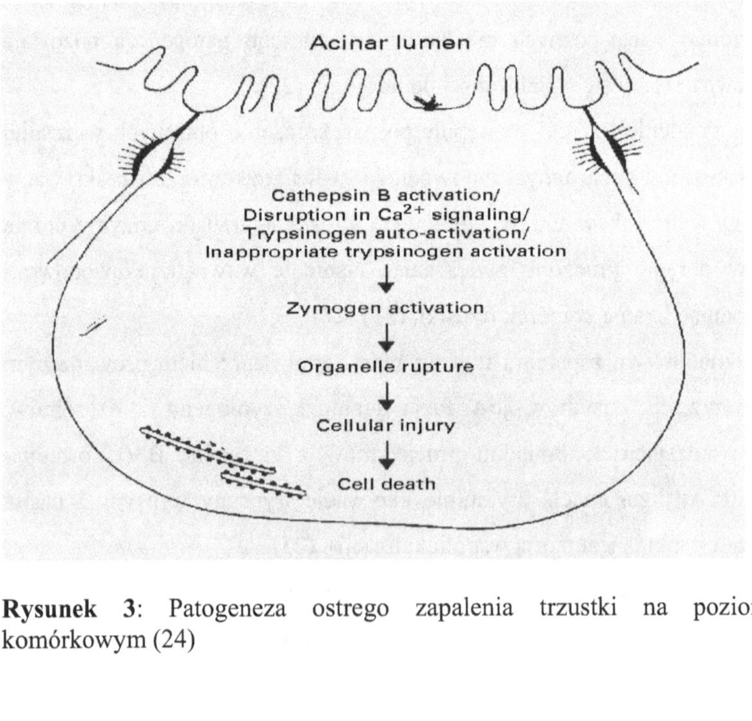

Rysunek 3: Patogeneza ostrego zapalenia trzustki na poziomie komórkowym (24)

4-Te formy kliniczne AP

Istnieją dwie formy anatomo-patologiczne: tzw. forma obrzękowa lub śródmiąższowa (80% przypadków) lub "forma łagodna" oraz forma martwicza (10 do 20%) lub "forma cięta". (27) W najcięższych formach dochodzi do rzeczywistej martwicy gruczołu, która może spowodować zniszczenie tkanki trzustki. Ta martwicza tkanka może stanowić podłoże zakażenia, głównego powikłania ostrego martwiczego zapalenia trzustki. W większości przypadków zjawiska zapalne są mniej istotne i mówi się o obrzękowym zapaleniu trzustki, które goi się bez następstw, jeśli przyczyna zostanie wyeliminowana. Powtarzanie się zapalenia trzustki (jak w przypadku alkoholowego zapalenia trzustki, które rozwija się w wyniku wybuchów) uruchamia mechanizmy naprawcze i powoduje odkładanie się włóknienia w trzustce, co zaburza jej architekturę i zakłóca prawidłowe funkcjonowanie. Przewody trzustkowe ulegają nieregularnemu zwężeniu i powstają w nich zwapnienia. Jednostka ta nazywana jest zwapnieniami przewlekłego zapalenia trzustki.

V- EPIDEMIOLOGIA

1-Incydent

Liczne badania przeprowadzone w ostatnich latach wykazały, że częstość występowania ostrego zapalenia trzustki znacznie wzrosła w większości krajów zachodnich w ciągu ostatnich 20 lat (5). Jednakże pomimo ogólnego wzrostu zachorowalności w krajach rozwiniętych wskaźnik ostrego zapalenia trzustki pozostaje stabilny w Stanach Zjednoczonych i w krajach europejskich, a śmiertelność związana z ostrym zapaleniem trzustki maleje. (28).

2-Dlaczego częstotliwość występowania ostrego zapalenia trzustki wzrasta na całym świecie?

Przyczyny znacznego wzrostu występowania AP na świecie są wątpliwe. Można to wyjaśnić, z jednej strony, wzrostem występowania AP pochodzenia żółciowego i alkoholowego, a z drugiej strony pojawieniem się innych nieznanych dotychczas czynników ryzyka dla AP. Można wspomnieć o rosnącej częstości występowania otyłości, a zwłaszcza o związku między paleniem tytoniu a występowaniem ostrej AP (czynniki ryzyka wykazane w ostatnich badaniach) (29).

Inną przyczyną tego wzrostu w AP jest starzenie się populacji (wzrost liczby AP pochodzenia żółciowego po 65 latach). Ponadto, uogólnienie lipazy i innych testów enzymów trzustkowych w celu ustalenia rozpoznania AP stało się rutynowym badaniem, które prowadzi do wzrostu tzw. umiarkowanych przypadków AP, które są przypadkowo wykryte. Wreszcie, wraz z rozwojem ERCP w ciągu ostatnich dwudziestu lat, wiele przypadków AP poERCP zostało dobrze udokumentowanych, choć w niewielkim stopniu w porównaniu z innymi etiologiami. (28).

➔Statystyki Stanów Zjednoczonych

Ostre zapalenie trzustki występuje w przybliżeniu 40-50 przypadków rocznie na 100.000 dorosłych. (30). W 2009 roku około 275 000 przypadków hospitalizacji zostało przypisanych do ostrego zapalenia trzustki. (31). W 2007 roku około 220 000 pacjentów z ostrym zapaleniem trzustki zostało przyjętych do szpitali, które nie były finansowane finansowo. W 1998 roku przyjęto 183 000 pacjentów z ostrym zapaleniem trzustki. Ta tendencja wzrostu zachorowalności została rozpoznana w ciągu ostatnich kilku dziesięcioleci. (32, 33).

➔Statystyka międzynarodowa

Na całym świecie częstość występowania ostrego zapalenia trzustki waha się od 5 do 80 na 100 000 populacji, przy czym najwyższe zachorowania odnotowuje się w Stanach Zjednoczonych i Finlandii. (34). W Luneburgu, w Niemczech, częstotliwość występowania wynosi 17,5 przypadków na 100 000 osób. W Finlandii zachorowalność wynosi 73,4 przypadków na 100 000 osób. Podobne wskaźniki zachorowalności odnotowano w Australii. Zachorowalność na choroby poza Ameryką Północną, Europą i Australią jest mniej znana.
W Europie i innych rozwiniętych krajach, takich jak Hongkong, więcej pacjentów ma tendencję do żółciowego zapalenia trzustki, podczas gdy w Stanach Zjednoczonych alkoholowe zapalenie trzustki jest najbardziej powszechne.

3 - Dane demograficzne związane z wiekiem

Mediana wieku na początku zależy od etiologii. (35) Poniżej podano medianę wieku początkowego dla różnych etiologii:

- Związane z alkoholem - 39 lat
- Związane z drogami żółciowymi - 69 lat
- Związane z traumą - 66 lat
- Etiologia narkotykowa - 42 lata
- Związane z ERCP - 58 lat
- Związane z AIDS - 31 lat
- Związane z zapaleniem naczyń - 36 lat

Tempo hospitalizacji wzrasta wraz z wiekiem. Dla osób w wieku 35-75 lat wskaźnik ten podwaja się u mężczyzn i czterokrotnie u kobiet.

Dane demograficzne dotyczące 4 płci

Generalnie, ostre zapalenie trzustki częściej dotyka mężczyzn niż kobiety. U mężczyzn etiologia jest częściej związana z alkoholem; u kobiet częściej z chorobą dróg żółciowych. Idiopatyczne zapalenie trzustki nie ma wyraźnego upodobania do żadnej z płci.

5 - Dane demograficzne związane z rasą

Wskaźniki hospitalizacji pacjentów z ostrym zapaleniem trzustki na 100.000 populacji są 3 razy wyższe dla czarnych niż białych. Te różnice rasowe są bardziej wyraźne w przypadku mężczyzn niż kobiet. Ryzyko dla Afroamerykanów w wieku 35-64 lat jest 10 razy większe niż dla jakiejkolwiek innej grupy. Amerykanie afroamerykańscy są bardziej narażeni na ryzyko niż biali w tej samej grupie wiekowej.

Roczna częstość występowania ostrego zapalenia trzustki u rdzennych Amerykanów wynosi 4 na 100,000 populacji; u białych 5,7 na 100,000 populacji; a u czarnych 20,7 na 100,000 populacji. (36)

VI-PROGNOSIS

Ogólna śmiertelność u pacjentów z ostrym zapaleniem trzustki wynosi 10%-15%. Pacjenci z żółciowym zapaleniem trzustki mają tendencję do większej śmiertelności niż pacjenci z alkoholowym zapaleniem trzustki. Tempo to spadło w ciągu ostatnich 2 dekad, ponieważ rozpoczęto poprawę w zakresie opieki wspomagającej. Cukrzyca typu 2 jest również związana z wyższym stopniem ciężkości i śmiertelności w warunkach ostrego zapalenia trzustki. (37).

U pacjentów z ciężką chorobą (niewydolnością narządową), którzy stanowią około 20% prezentacji, śmiertelność wynosi około 30%. (38). Liczba ta nie uległa zmniejszeniu w ciągu ostatnich 10 lat. U pacjentów z martwicą trzustki bez niewydolności narządowej śmiertelność zbliża się do zera.

W pierwszym tygodniu choroby większość zgonów wynika z niewydolności układu wielonarządowego. W kolejnych tygodniach infekcja odgrywa bardziej znaczącą rolę, ale niewydolność narządowa nadal stanowi główną przyczynę śmiertelności. Zespół ostrej niewydolności oddechowej (ARDS), ostra niewydolność nerek, depresja sercowa, krwotok i wstrząs hipotensyjny mogą być ogólnoustrojowymi objawami ostrego zapalenia trzustki w najcięższej postaci.

Zalecane jest identyfikowanie pacjentów najbardziej potrzebujących agresywnego leczenia poprzez różnicowanie ich ciężkości choroby jako łagodnej lub ciężkiej. W łagodnej chorobie trzustka wykazuje obrzęk śródmiąższowy, naciek zapalny bez krwotoku i martwicy oraz zazwyczaj minimalne lub żadne dysfunkcje narządów.

W ciężkiej chorobie, naciek zapalny jest ciężki, związany z martwicą miąższu, często towarzyszy mu dowód na ciężką dysfunkcję gruczołów, a może być związany z niewydolnością układu wielonarządowego.
Do oceny stopnia zaawansowania ostrego zapalenia trzustki i przewidywania jego skutków zastosowano różne strategie (patrz Praca i etapy). Dostępnych jest kilka systemów oceny klinicznej (np. kryteria Ransona, Glasgow, Imrie). System punktacji APACHE II, choć uciążliwy, wydaje się być najlepiej zwalidowany (patrz kalkulator systemu punktacji APACHE II). Do tego celu użyto również markerów biologicznych. Markery genetyczne są obecnie badane i nie weszły jeszcze do użytku klinicznego.
Płukanie otrzewnej charakteryzuje się wysoką specyficznością (93%), natomiast niską czułością (54%). Dynamiczna tomografia komputerowa jamy brzusznej jest powszechnie dostępna i przydatna w prognozowaniu wyników ostrego zapalenia trzustki. W przypadku stosowania kryteriów Baltazara (patrz Badania i tomografia komputerowa) czułość wynosi 87%, a swoistość 88%.
Suppiah et al badali wartość prognostyczną stosunku liczby neutrofilów do liczby limfocytów (NLR) u 146 kolejnych pacjentów z ostrym zapaleniem trzustki. (39).
Stwierdzili oni, że uniesienie NLR w ciągu pierwszych 48 godzin hospitalizacji było istotnie związane z ciężkim ostrym zapaleniem trzustki i stanowiło niezależny negatywny wskaźnik rokowniczy. NLR jest obliczany na podstawie różnicy białych krwinek i stanowi wskaźnik stanu zapalnego.
W retrospektywnym badaniu danych z 822 pacjentów hospitalizowanych z ostrym zapaleniem trzustki, Mikolasevic i inni stwierdzili, że pacjenci, którzy mieli bezalkoholową tłustą wątrobę przy przyjęciu (n = 198; 24.1%) mieli statystycznie wyższą częstość występowania umiarkowanie ciężkiego

(35.4% vs 14.6%) i ciężkiego ostrego zapalenia trzustki (20.7% vs 9.6%) niż ci bez bez bezalkoholowej tłustej wątroby. Ponadto chorzy ci mieli wyższe (1) stężenie białka C-reaktywnego nie tylko w dniu przyjęcia, ale także w 3. dniu, (2) ocenę APACHE II w dniu przyjęcia, (3) wskaźnik ciężkości tomografii komputerowej oraz (4) występowanie niewydolności narządowej i powikłań miejscowych. Chociaż śmiertelność była również wyższa w grupie bezalkoholowej tłustej wątroby w porównaniu z grupą bez tej choroby, to różnica ta nie była statystycznie istotna. (40).

VII-ETIOLOGIA

Długotrwałe spożywanie alkoholu i kamica żółciowa są przyczyną większości przypadków ostrego zapalenia trzustki, ale znane są również liczne inne etiologie. W 10%-30% przypadków przyczyna nie jest znana, choć badania sugerują, że aż 70% przypadków idiopatycznego zapalenia trzustki jest wtórnych do kamicy żółciowej.

W krajach rozwiniętych głównymi przyczynami ostrego zapalenia trzustki są patologia tętniczek żółciowych i przewlekły alkoholizm. Ostre bezalkoholowe i nieżółciowe zapalenie trzustki powinno najpierw szukać etiologii guza. Gdy kamica żółciowa i ostra przyczyna alkoholowa są wykluczone, ważne jest, aby szukać innych czynników etiologicznych. Pierwszą oceną etiologiczną powinno być badanie ultrasonograficzne jamy brzusznej, pełna ocena wątroby, stężenie wapnia w surowicy, które może stanowić podstawę diagnozy. Inne przyczyny mogą obejmować strukturalne zaburzenia podziału trzustki, patologie nowotworowe, zaburzenia metaboliczne, przyczyny farmakologiczne lub jatrogenne (np. posteroidowe zapalenie trzustki), przyczyny zakaźne, niedokrwienne lub genetyczne (np. mutacje genowe Trypsinogenu). Wreszcie, przypadki, które nie mogą należeć do żadnej z tych kategorii, będą klasyfikowane do idiopatycznej grupy PA.

1- Ostre żółciowe zapalenie trzustki (choroba dróg żółciowych)

Kamica żółciowa jest główną przyczyną ostrego zapalenia trzustki w krajach zachodnich, a jej wskaźnik stale rośnie (stanowi średnio 44-54% przypadków AP w krajach europejskich). Przyczyna tego wzrostu jest głównie związana ze wzrostem czynników ryzyka kamicy w populacji ogólnej (otyłość, starzenie się populacji (częstość występowania patologii kamicy wzrasta wraz z wiekiem) związanych z mnożeniem się testów enzymatycznych trzustki w rutynowych badaniach. (6).

Ostre zapalenie dróg żółciowych lub kamica trzustkowa jest spowodowane migracją kamienia pęcherzykowego, odpowiedzialnego za najczęściej przejściową niedrożność kanału, która powoduje zapalenie trzustki. Niedrożność ta może być zlokalizowana w przewodzie trzustkowym lub w głównym przewodzie żółciowym. W AP żółciowym spontaniczna migracja obliczeń do dwunastnicy jest częsta, ale w niektórych przypadkach niedrożność kanału przedłuża się w związku z obrzękiem brodawki po migracji lub utrzymywaniem się jednego lub więcej kamieni przewodu żółciowego, co stanowi główne ryzyko pogorszenia rokowania (zapalenie dróg żółciowych, zapalenie pęcherzyka żółciowego, itp...) (41). Obliczenia odpowiedzialne za ostre zapalenie trzustki są zazwyczaj małe (<5 mm), te większe niż 8 mm zwykle pozostają w pęcherzyku żółciowym. (5) Etiologię dróg żółciowych należy podejrzewać u pacjentów z rozpoznaną kamicą żółciową w wywiadzie lub z czynnikami ryzyka kamicy (wiek> 50 lat, kobieta, nadwaga, wielopłaszczyznowość, wywiad rodzinny dotyczący kamicy żółciowej). (42).

Najlepszym biologicznym objawem migracji kamicy jest obecność bardzo wczesnego i przemijającego szczytu hipertransaminazemii (< **48** godzin po wystąpieniu objawów) z przewagą ALAT (ALAT > 3xN są wysoce predykcyjne w stosunku do przyczyny kamicy). Jednakże 15 do 20% pacjentów z żółciowym BP ma prawidłową transaminazę w surowicy. (43). W celu postawienia diagnozy etiologicznej i leczenia kamicy należy pilnie rozważyć wykrycie pochodzenia żółciowego za pomocą obrazowania.

Ultrasonografia jest szybkim i skutecznym badaniem w celu wykazania kamicy pęcherzykowej lub poszerzenia głównego przewodu żółciowego. (7).

Z drugiej strony tomografia komputerowa ma niską czułość na rozpoznanie kamicy żółciowej. Obliczenie głównego przewodu żółciowego nie zawsze jest wizualizowane, zwłaszcza jeśli jego badanie jest opóźnione po 48 godzinach od wystąpienia objawów. W razie wątpliwości należy omówić echo-endoskopię lub Cholangio-MRI (lub bili-MRI), ponieważ pozwalają one na lepszą wizualizację dróg żółciowych i wykrycie mikro- obliczeń. Istotnie, dwie trzecie zapalenia trzustki oznaczonego jako "idiopatyczne" byłoby w rzeczywistości spowodowane mikrolitiazą żółciową. (44).

Bez leczenia ostre żółciowe zapalenie trzustki nawraca w ponad 30% przypadków w ciągu pierwszych 6 miesięcy, nie wspominając o ryzyku wystąpienia wtórnych powikłań żółciowych (kolka wątrobowa, ostre zapalenie pęcherzyka żółciowego, ostre zapalenie dróg żółciowych), stąd zainteresowanie szybkim leczeniem, jeśli nie pilnym, kamicy żółciowej, która była przyczyną PA. (45).

2 - Ostre alkoholowe zapalenie trzustki

Większość badań epidemiologicznych znajduje niepodważalny związek między przewlekłym spożywaniem alkoholu a występowaniem ostrego i przewlekłego zapalenia trzustki. Jednakże dokładny związek między przewlekłym etylizmem a występowaniem przewlekłego zapalenia trzustki nie jest w pełni wyjaśniony. Niejasny pozostaje na przykład powód, dla którego u niektórych osób występuje alkoholowe zapalenie trzustki, a nie marskość wątroby. (46). Jego występowanie w populacji europejskiej w ostatnich dziesięcioleciach utrzymuje się na stałym poziomie, w przeciwieństwie do litiazy AP, która stale rośnie. (6).

Ostre alkoholowe zapalenie trzustki jest w zdecydowanej większości przypadków inauguracyjnym wystąpieniem przewlekłego zwapniającego zapalenia trzustki. Podczas pierwszych ataków alkoholowego AP objawy przewlekłego zapalenia trzustki są zazwyczaj nieobecne (zwapnienia trzustki, nieregularność przewodów trzustkowych), ponieważ pojawiają się po kilku miesiącach lub latach rozwoju. Wywiad, kontekst (mężczyzna, wiek bliski 40 lat) i poszukiwanie innych oznak impregnacji alkoholowej (makrocytoza w liczbie krwi, uniesienie gamma-GT itp...) mogą ukierunkować się na tę diagnozę.

Utrzymanie tego pochodzenia wymaga zazwyczaj długotrwałego i znaczącego alkoholizmu; trudno jest jednak podać wielkość dziennego spożycia lub czas trwania ryzykownej konsumpcji AP, biorąc pod uwagę nieliczne badania przeprowadzone na ten temat oraz uprzedzenia spowodowane niedocenianiem ich spożycia przez samych pacjentów. W niedawno przeprowadzonych badaniach wykazano szkodliwą rolę połączenia papierosów i alkoholu w powstawaniu AP, co prowadzi do stresu endoplazmatycznego siatkówki i śmierci komórek w komórkach akinarowych trzustki (29).

Jednak metaanaliza z 2015 r. przeprowadzona przez Andriya V.Samokhvalova i wsp. wykazała, że ryzyko zapalenia trzustki (ostrego lub przewlekłego) znacznie wzrosło powyżej progu 40 gramów czystego alkoholu na dobę, ze znaczną zmiennością między mężczyznami i kobietami. (47) WHO definiuje "problematyczne lub szkodliwe" spożywanie alkoholu jako "formę spożycia szkodliwą dla zdrowia fizycznego lub psychicznego", której próg wynosi ponad 40 gramów alkoholu dziennie w przypadku kobiet i 60 gramów w przypadku mężczyzn. (48, 49)

3 - Ostre zapalenie trzustki pochodzenia nowotworowego

W przypadku braku kamicy żółciowej lub przewlekłego alkoholizmu, pierwszy epizod AP występujący po 50 latach należy uznać za wywołany guzem, dopóki nie zostanie udowodnione, że jest inaczej. AP w tym kontekście jest wtórne do niedrożności przewodów z powodu guza. Guz może być łagodny lub złośliwy, mukowiscydynowy (brodawkowaty i śluzowaty guz wewnątrzprzewodowy lub brodawkowaty i śluzowaty wewnątrzskórny guz trzustki (PMITP), śluzowaty lub surowy torbielak (cystadenoma), guz pseudoapilarny i stały lub pseudoapilarny i stały guz trzustki (PPSTP) lub niecystyczny (gruczolak lub guz neuroendokrynowy). Mukowiscydozowe guzy trzustki są coraz częściej wykrywane w sposób przypadkowy, często u pacjentów bezobjawowych, ze względu na lepszą wydajność obrazowania trzustki, ale ich częstość występowania utrzymuje się na niskim poziomie rzędu 1% w populacji ogólnej. (50).
Etiologia nowotworów może być odpowiedzialna za nawracające ataki ostrego zapalenia trzustki i jest trudna do wykazania, szczególnie w przypadku małych guzów. Tomografia komputerowa, a w szczególności rezonans magnetyczny trzustki z grubymi plastrami wyśrodkowanymi na głównym przewodzie trzustkowym, pozwalają na postawienie rozpoznania.

W przypadku zmian o potencjalnie złośliwym potencjale, ryzyko zwyrodnienia powyżej 20% wymaga chirurgicznej resekcji od samego początku, dotyczy to PMITP kanału głównego, niektórych śluzowych torbielowatych guzów torbielowatych oraz niektórych guzów pseudoapilarnych i stałych. W innych przypadkach (PMITP kanału wtórnego) decyzja podejmowana jest indywidualnie dla każdego przypadku. (51)

4 - Ostre zapalenie trzustki pochodzenia metabolicznego

➔Hipertriglicerydemia może prowadzić do ostrych ataków zapalenia trzustki. Stężenia surowicy powyżej 11 mmol/l są wymagane do ustalenia związku przyczynowego. Zaburzenie to jest jednak rzadką przyczyną ostrego zapalenia trzustki u dorosłych (1-4%), a częściej występuje u dzieci z wrodzonymi zaburzeniami metabolicznymi (hiperlipoproteinemie typu I lub typu I). (52). Większość dorosłych z tym typem ostrego zapalenia trzustki ma inne czynniki ryzyka związane z hipertrójglicerydemią, takie jak otyłość, cukrzyca, niedoczynność tarczycy lub ciąża. Ten typ AP jest często umiarkowanie ciężki, leczenie w przypadku poważnych uszkodzeń polega na plazmaferezie, która jest bardzo skuteczna, szczególnie u kobiet w ciąży. (53)

➔ Hiperkalcemia z każdej przyczyny jest rzadką przyczyną ostrego zapalenia trzustki (1%). Przez dziesięciolecia ustalono, że pierwotna nadczynność przytarczyc (odpowiedzialna za hiperkalcemię) była często powikłana przez ostre zapalenie trzustki (54), ale paradygmat ten wydaje się być kwestionowany w szczególności w związku z odkryciem uwikłanych czynników genetycznych. Istotnie, ostatnie badania wykazały, że mutacje genów SPINK1 i CFTR (obecnie znane jako promujące występowanie ostrego zapalenia trzustki) zostały zidentyfikowane u 36% pacjentów z nadczynnością przytarczyc, u których wystąpiła AP. (55).

W 2009 r. w badaniu Mayo Clinic nie stwierdzono związku między nadczynnością przytarczyc a występowaniem ostrego zapalenia trzustki. Oprócz nadczynności przytarczyc, wykazano, że hiperkalcemia odgrywa kluczową rolę we wczesnej patogenezie zapalenia trzustki na poziomie komórkowym (uniesienie wapnia wewnątrzkomórkowego sprzyja apoptozie i martwicy tkanki trzustki). Inne przyczyny hiperkalcemii powinny być zatem traktowane jako odpowiedzialne za ostre zapalenie trzustki. Należą do nich przyczyny nowotworowe (zespoły para-neoplastyczne lub przerzuty osteolityczne), nadmierne spożycie (hiperwitaminoza D, nadmiar suplementacji wewnątrzszpitalnej) lub przyczyny genetyczne (rodzinny zespół hipokalcemii hipokalceurycznej). (56).

5-ostre narkotykowe zapalenie trzustki

Ostre narkotykowe zapalenie trzustki jest rzadkie (1,4 do 2%), tak jak wspominają badania (głównie typ studium przypadku). Należy dokładnie odtworzyć czas przyjmowania leków w stosunku do AP. Do leków wywołujących ostre zapalenie trzustki należą: azatiopryna i 6-mercaptopuryna, chlorotiazyd, furosemid, tetracykliny, estrogeny, kwas walproinowy, cymetydyna lub metylo-dopa. Ważne jest, aby rygorystycznie postawić diagnozę ostrego zapalenia trzustki i nie myśleć o AP jako o zwykłym podwyższeniu lipazy bez żadnych innych objawów. Lipasemia powinna być stosowana tylko w przypadku bólu sugerującego AP, a nie systematycznie pod pretekstem, że przepisano lek trzustkowy. (57).

Do leków zdecydowanie związanych z ostrym zapaleniem trzustki należą:

- Azathioprine

- Sulfonamidy
- Sulindac
- Tetracyklina
- Kwas walproinowy,
- Didanosine
- Methyldopa
- Estrogens
- Furosemide
- 6-merkaptopuryna
- Pentamidyna
- Związki kwasu 5-aminosalicylowego
- Kortykosteroidy
- Oktreotyd

Leki prawdopodobnie związane z ostrym zapaleniem trzustki to m.in:

- Chlorotiazyd i wodorochlorotiazyd
- Methandrostenolone (methandienone)
- Metronidazol
- Nitrofurantoina
- Phenformin
- Piroxicam
- Prokainamid
- Colaspase
- Chlorthalidon
- Skojarzone leki do chemioterapii przeciwrakowej (zwłaszcza asparaginazy)
- Cymetydyna
- Cisplatin
- arabinozyd cytrynowy

- Difenoksylan
- Kwas etakrynowy

Ponadto, istnieje wiele leków, które zostały zgłoszone do wywołania ostrego zapalenia trzustki w pojedynczych lub sporadycznych przypadkach.

6-ostre zakaźne zapalenie trzustki

Ostre zakaźne zapalenie trzustki występuje głównie podczas infekcji jamy ustnej, cytomegalii, zwłaszcza w kontekście zakażenia AIDS (zapalenie trzustki jest związane z AIDS; może być jednak wynikiem infekcji oportunistycznych, nowotworów, lipodystrofii lub terapii farmakologicznych), wirusem zapalenia wątroby typu B, enterowirusem (echo-wirus i coxsackie). Bakteryjne lub grzybicowe zapalenie trzustki jest rzadkie. Pasożyty, takie jak ascariasis, distomatosis lub hydatidosis mogą powodować ostre zapalenie trzustki podczas migracji larwalnej przez zwieracz Oddi. Kilka chorób zakaźnych może powodować zapalenie trzustki, szczególnie u dzieci. Te przypadki ostrego zapalenia trzustki są zazwyczaj łagodniejsze niż przypadki ostrego żółciowego lub alkoholowego zapalenia trzustki. (58).

7- Pozostałe przyczyny

a/ Dziedziczne zapalenie trzustki

Dziedziczne zapalenie trzustki jest autosomalnie dominującym zaburzeniem wzrostu funkcji związanym z mutacjami kationowego trypsynogenu (PRSS1), który ma 80% penetracji. Mutacje w tym genie powodują przedwczesną aktywację trypsynogenu do trypsyny.

Ponadto, mutacja CFTR odgrywa rolę w predysponowaniu pacjentów do ostrego zapalenia trzustki, powodując zaburzenia wydzielania przewodowego. Obecnie jednak zmienność fenotypowa pacjentów z mutacją CFTR nie jest dobrze poznana. Z pewnością pacjenci homozygotyczni w odniesieniu do mutacji CFTR są narażeni na ryzyko choroby trzustki, ale nie jest jeszcze jasne, która z ponad 800 mutacji niesie ze sobą najbardziej znaczące ryzyko. Ponadto nie jest znana rola heterozygot CFTR w chorobie trzustki.

Mutacje w białku SPINK1, które blokuje aktywne miejsce wiązania trypsyny, czyniąc ją nieaktywną, również prawdopodobnie odgrywają rolę w wywoływaniu predyspozycji do ostrego zapalenia trzustki.

To prawdopodobnie wyjaśnia predyspozycje, a nie przyczynę, ostrego zapalenia trzustki u tych pacjentów. Jeżeli dosyć zmutowane enzymy stają się aktywowane wewnątrzkomórkowo, mogą przytłaczać pierwszą linię obrony (tj. trzustkowy inhibitor wydzielniczej trypsyny) i opierać się rezerwowym obronom (tj. proteolityczna degradacja przez mezotrypsynę, enzym Y i trypsynę). Aktywowana zmutowana kationowa trypsyna może następnie wyzwolić całą kaskadę aktywacji zymogenu (59,60).

b/ Nieprawidłowości rozwojowe trzustki.

Trzustka rozwija się z dwóch pąków pochodzących z przewodu pokarmowego rozwijającego się zarodka. Istnieją dwie nieprawidłowości rozwojowe powszechnie związane z zapaleniem trzustki: trzustka dzielona i trzustka pierścieniowa.

Pancreas divisum to uszkodzenie grzbietowych i brzusznych kanałów trzustkowych, które ulegają stopieniu podczas embriogenezy. Prawdopodobnie jest to wariant normalnej anatomii, występuje u około 5% populacji (patrz rysunki 4&5); w większości przypadków może faktycznie chronić przed żółciowym zapaleniem trzustki. Wydaje się, że obecność zwężonych brodawek drobnych i przewodu moczowego w Santorini są dodatkowymi czynnikami ryzyka, które razem przyczyniają się do rozwoju ostrego zapalenia trzustki poprzez mechanizm obturacyjny (choć jest to kontrowersyjne).

Trzustka pierścieniowa jest nietypową wrodzoną anomalią, w której pasmo tkanki trzustkowej otacza drugą część dwunastnicy. Zwykle nie wywołuje ona objawów aż do późniejszego życia. Stan ten jest rzadką przyczyną ostrego zapalenia trzustki, prawdopodobnie poprzez mechanizm obturacyjny.

Dysfunkcja zwieracza Oddiego może prowadzić do ostrego zapalenia trzustki, powodując zwiększone ciśnienie w przewodach trzustkowych. Jednak mechanizm zapalenia trzustki wywołany taką dysfunkcją u chorych bez podwyższonych ciśnień zwieraczy na manometr pozostaje kontrowersyjny. (61)

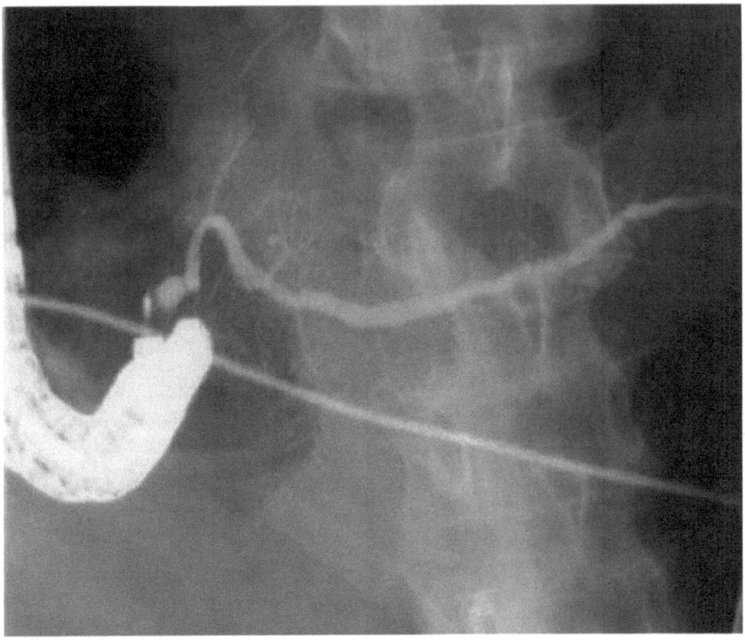

Rysunek 4: Ostre zapalenie trzustki. Obraz ten został uzyskany od pacjenta z trzustką dzieloną związaną z niewielkim zwężeniem brodawek powodującym nawracające zapalenie trzustki (61).

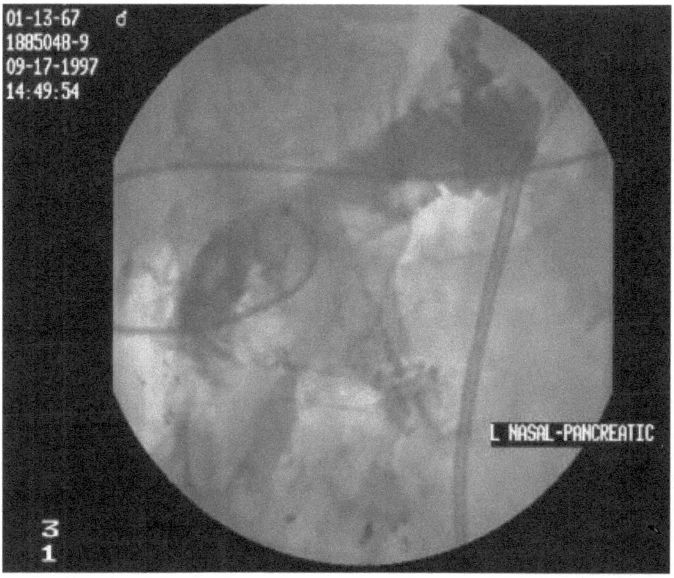

Rysunek 5: Ostre zapalenie trzustki. Endoskopowa wsteczna cholangiopankreatografia wykluczyła ropne zapalenie dróg żółciowych i wykazała obecność ziarniniaka trzustki u pacjenta. Pankreatogram grzbietowy wykazał wynaczynienie do zaotrzewnowej (61).

c/ Toksyny

Narażenie na działanie insektycydów fosforoorganicznych może spowodować ostre zapalenie trzustki. Przyczyną mogą być również ukąszenia skorpiona i węża; w Trynidadzie najczęstszą przyczyną ostrego zapalenia trzustki jest ukąszenie skorpiona Tityus trinitatis. Hiperstymulacja wydzielania egzokrynnego trzustki wydaje się być mechanizmem działania w obu przypadkach.

d/ Zabiegi chirurgiczne

Ostre zapalenie trzustki może wystąpić w okresie pooperacyjnym podczas różnych zabiegów chirurgicznych (np. operacji pomostowania brzucha lub krążeniowo-oddechowego, które mogą uszkodzić gruczoł powodując niedokrwienie). Pooperacyjne ostre zapalenie trzustki jest często trudnym do potwierdzenia rozpoznaniem i ma wyższy wskaźnik powikłań niż zapalenie trzustki związane z innymi etiologiami. Mechanizm ten jest niejasny.

e/ Nieprawidłowości naczyniowe

Czynniki naczyniowe, takie jak niedokrwienie lub zapalenie naczyń, mogą odgrywać rolę w wywoływaniu ostrego zapalenia trzustki. Zapalenie naczyń może predysponować pacjentów do niedokrwienia trzustki, szczególnie u osób z wielotętniczym zapaleniem węzłów chłonnych i toczeniem rumieniowatym układowym.

f/ Autoimmunologiczne zapalenie trzustki

Autoimmunologiczne zapalenie trzustki, stosunkowo nowo opisana jednostka, jest niezwykle rzadką przyczyną ostrego zapalenia trzustki (częstość występowania, 0,82 na 100 000 osób). Jeśli wywołuje ostre zapalenie trzustki, to zazwyczaj występuje ono u młodych ludzi (około 40 lat), którzy również cierpią na nieswoiste zapalenie jelit. Patogeneza jest niejasna, ale potencjalnie jest ona związana z chorobą autoimmunologiczną immunoglobulin (Ig) G4. (62)

g/ Trauma

Uraz brzucha (około 1,5%) powoduje wzrost poziomu amylazy i lipazy w 17% przypadków oraz kliniczne zapalenie trzustki w 5% przypadków. Uraz trzustki występuje częściej przy urazach wnikliwych (np. od noży, kul) niż przy tępym urazie brzucha (np. od kierownicy, koni, rowerów). Tępy uraz brzucha lub pleców może spowodować zmiażdżenie gruczołu w poprzek kręgosłupa, prowadząc do urazu przewodu pokarmowego.

h/ Endoskopowa Retrografia Cholangio-Pankreatografia (ERCP)

Zapalenie trzustki występujące po endoskopowej cholangiopankreatografii wstecznej (ERCP) jest prawdopodobnie trzecim co do częstości występowania typem (około 4% przypadków). Podczas gdy badania retrospektywne wskazują, że ryzyko wynosi tylko 1%, badania prospektywne wykazały, że ryzyko wynosi co najmniej 5%.
Ryzyko wystąpienia ostrego zapalenia trzustki po OERCP jest zwiększone, jeżeli endoskopista jest niedoświadczony, jeżeli uważa się, że pacjent ma dysfunkcję zwieracza Oddiego, lub jeżeli wykonuje się manometrię zwieracza Oddiego. W badaniach z randomizacją wykazano, że agresywne, preinterwencyjne nawadnianie dożylne (IV) zapobiega zapaleniu trzustki po Oddi. Ostatnio zastosowano indometacynę doodbytniczą; wykazano, że zmniejsza ona częstotliwość występowania poERCP zapalenia trzustki i jest obecnie powszechnie akceptowana w większości placówek. W literaturze przedmiotu nadal dyskutuje się o roli indometacyny doodbytniczej. (63)

8- Nowe czynniki ryzyka dla AP

Oprócz najczęstszych czynników ryzyka, takich jak kamica żółciowa i alkoholizm, dwa niezależne czynniki ryzyka ostrego i przewlekłego zapalenia trzustki, zidentyfikowane w ostatnich badaniach, to przewlekłe zatrucie papierosami i otyłość. Przewlekłe palenie jest czynnikiem ryzyka dla ostrego i przewlekłego zapalenia trzustki niezależnie od innych związanych z tym czynników (alkoholizm, czynniki genetyczne itp.). Związek ten jest zależny od dawki i modyfikuje naturalną historię patologii. Tytoń sprzyja ciężkim formom AP i progresji do przewlekłości (zwapnienia), a także występowaniu gruczolakoraka trzustki. Zaprzestanie palenia tytoniu powinno być priorytetem w AP na tym samym etapie co wycofanie alkoholu. (64). Badania kliniczne wykazały ostatnio, że otyłość (BMI> 30) jest czynnikiem ryzyka dla zapalenia trzustki. Co więcej, oprócz tego, że otyłość jest czynnikiem ryzyka wystąpienia patologii, nadwaga wiązała się ze złym rokowaniem w odniesieniu do PA oraz wzrostem śmiertelności i zachorowalności w tym okresie. (65) (66).

VIII- PREZENTACJA KLINICZNA

1-Hisrory

Zapytaj chorego o ostatnie zabiegi operacyjne lub inne procedury inwazyjne (np. endoskopowa wsteczna cholangiopankreatografia [ERCP]) lub wywiad rodzinny dotyczący hipertriglicerydemii. Pacjenci często mają w wywiadzie wcześniejsze przypadki kolki żółciowej i palenia alkoholu, główne przyczyny ostrego zapalenia trzustki lub przyjmowania leków lub narkotyków, a także obecności lub braku otyłości.

Kardynalnym objawem ostrego zapalenia trzustki jest ból brzucha, który jest charakterystycznie mętny, uciążliwy i stały. Zazwyczaj ból ten pojawia się nagle i stopniowo nasila się, aż do osiągnięcia stałego bólu. Najczęściej znajduje się on w górnej części brzucha, zwykle w okolicy nadbrzusza, ale może być bardziej widoczny po lewej lub prawej stronie, w zależności od tego, która część trzustki jest zaangażowana. W około połowie przypadków ból promieniuje bezpośrednio przez brzuch do pleców. Często występują nudności i wymioty oraz towarzysząca im anoreksja. Może wystąpić również biegunka. Pozycjonowanie może być ważne, ponieważ dyskomfort często poprawia się przy siedzeniu i schylaniu się pacjenta do przodu. Mimo to, poprawa ta jest zazwyczaj chwilowa. Czas trwania bólu jest różny, ale klasycznie trwa dłużej niż jeden dzień. To właśnie nasilenie i utrzymywanie się bólu powoduje zazwyczaj, że pacjenci szukają pomocy lekarskiej lub opieki.

2- Egzamin fizyczny

Kolejne wyniki badania przedmiotowego mogą zostać odnotowane, zmieniając się wraz z nasileniem choroby:

➔Gorączka (76%) i tachykardia (65%) są częstymi nieprawidłowymi objawami życiowymi; można zauważyć hipotensję

➔Ból brzucha, ochrona mięśni (68%) i dystansu (65%) są obserwowane u większości pacjentów; dźwięki z jelita są często zmniejszone lub nieobecne z powodu żołądka i poprzecznego jelita krętego; ochrona jest zazwyczaj bardziej wyraźna w górnej części brzucha

➔Mniejszość pacjentów wykazuje żółtaczkę (28%)

➔U niektórych pacjentów występuje duszność (10%), która może być spowodowana podrażnieniem przepony (w wyniku stanu zapalnego), wysiękiem w opłucnej lub poważniejszym schorzeniem, takim jak zespół ostrej niewydolności oddechowej (ARDS); może wystąpić tachypnea; osłuchiwanie płuc może ujawnić podstawowe rzuty, szczególnie w lewym płucu.

➔W ciężkich przypadkach niestabilność hemodynamiczna jest oczywista (10%), a krwiaki lub melena czasami się rozwijają (5%); ponadto pacjenci z ciężkim ostrym zapaleniem trzustki są często bladzi, diaforetyczni i ospali.

➔Nierzadko w kończynach można zauważyć skurcze mięśni wtórne do hipokalcemii.

Kilka niezwykłych odkryć fizycznych wiąże się z ciężkim martwiczym zapaleniem trzustki:

➔Znak Cullena to niebieskawe przebarwienie wokół pępka wynikające z hemoperitoneum.

➔Szaro-kształtny znak jest czerwono-brązowym przebarwieniem wzdłuż flanki wynikającym z rozcięcia krwi zaotrzewnowej wzdłuż płaszczyzn tkanek; częściej u pacjentów może występować rumień rumieniowaty na flankach wtórny do wysięku trzustkowego.

→Erytermiczne guzki skórne mogą powstać w wyniku ogniskowej martwicy tkanki tłuszczowej podskórnej; mają one zwykle wielkość nie większą niż 1 cm i w sposób naturalny znajdują się na powierzchniach skóry ekstensora; ponadto czasami obserwuje się zapalenie wielonerwowe.

Nierzadko nieprawidłowości w badaniu dna okazują się być widoczne przy ciężkim zapaleniu trzustki. Retinopatia Termeda Purtschera, to niedokrwienne uszkodzenie siatkówki, wydaje się być spowodowane aktywacją dopełniacza i aglutynacją krwinek w obrębie naczyń siatkówki. Może to spowodować czasowe lub trwałe zaślepienie.

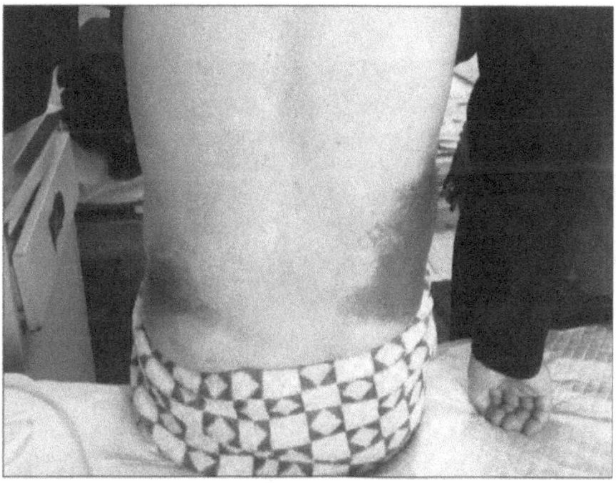

Rysunek 6: Dwustronny znak Gray-Turner (67)

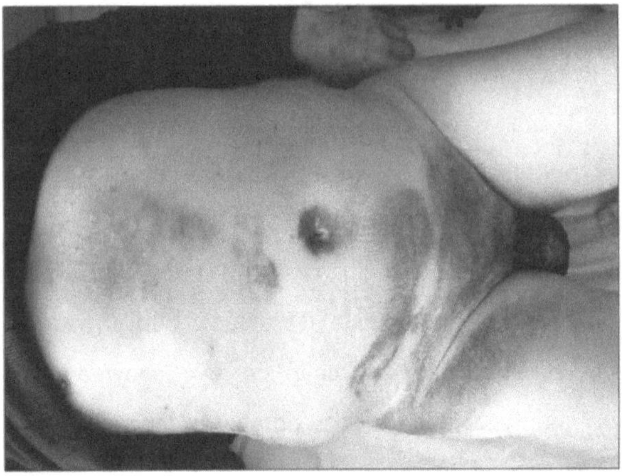

Rysunek 7: Znak Cullena wokół pępka (67)

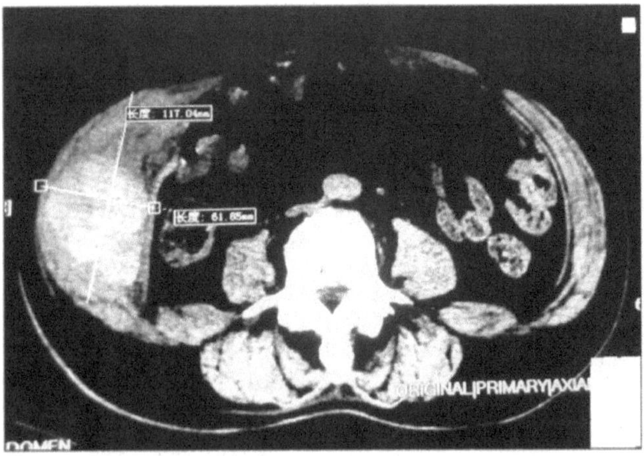

Rycina 8: Tomografia komputerowa z kontrastem brzucha z ogromnym krwiakiem w prawej bocznej ścianie brzucha. (67)

Ból brzucha lub napięcie nadbrzusza ➔++++

Mdłości lub wymioty ➔++++

Gorączka ➔++++

Podciśnienie tętnicze ➔++

Dezorientacja, dezorientacja ➔+

Znak Cullena.➔--

Grey Turner's Sign ➔--

Tabela 1: objawy kliniczne według kolejności występowania AP

Rozważania 3-diagnostyczne

Rozpoznanie pacjentów z ciężkim ostrym zapaleniem trzustki tak szybko, jak to możliwe, jest krytyczne dla osiągnięcia optymalnych wyników. Oprócz schorzeń wymienionych w diagnozie różnicowej, inne problemy, które należy wziąć pod uwagę, to m.in:

- Ostre zapalenie otrzewnej
- Makroamylasemia
- Makrolipasemia
- Zespoły wadliwego wchłaniania/procesy
- Wiskoza perforowana

Diagnostyka 4-Dyferencyjna

- Ostre niedokrwienie śródmięśniowe
- Zespół ostrej niewydolności oddechowej (Acute Respiratory Distress Syndrome)
- Bakteryjne zapalenie płuc
- Cholangitis
- Cholecystitis
- Przewlekłe zapalenie trzustki
- Rak pułkownika (Colon Cancer)
- Zapalenie płuc wywołane przez Wspólnotę (WPR)

- Nowoczesne leczenie zapalenia żołądka i jelit
- Kamienie żółciowe (kamienie żółciowe)
- Rak żołądka
- Zespół jelita drażliwego (IBS)
- Przeszkoda w jelicie grubym
- Zawał mięśnia sercowego
- Rak trzustki
- Pseudocysty trzustkowe
- Choroba wrzodowa
- Wirusowe zapalenie wątroby

5 - Poważny kształt od samego początku

Podczas badania należy zawsze zwracać uwagę na oznaki powagi, w szczególności na oznaki wadliwego działania trzewia: (68)

* hipotensja, tachykardia i inne objawy kliniczne wstrząsu (plamienie, wydłużony czas odbudowy skóry (CRT) > 3 sekundy, oligoanuria) sugerujące niestabilność hemodynamiczną.

*polipnoea, oznaki walki, sinica sugerująca zaburzenia oddechowe.

* Zakłócenia świadomości, zamieszanie sugerujące zaburzenia neurologiczne.

IX- BADANIA BIOLOGICZNE

1. Pozytywna diagnoza

*a/ lipasemia

Oznaczenie lipazy jest ważnym elementem w diagnostyce ostrego zapalenia trzustki, częstość występowania ponad 3 razy większa od normy związanej z typowym bólem jest wystarczająca do potwierdzenia rozpoznania AP. Ponadto lipaza ma doskonałą ujemną wartość predykcyjną, szacowaną w granicach 94-100%, co pozwala na szybkie wyeliminowanie rozpoznania w przypadku normalności. (69).
W przeciwieństwie do amylazy, która jest prawie całkowicie wydalana przez nerki, lipaza jest silnie wchłaniana na poziomie rurkowym, jej poziom w surowicy pozostaje wysoki przez dłuższy czas (1 do 2 tygodni w porównaniu z 3 do 5 dni w przypadku amylazemii), co pozwala na późne rozpoznanie AP. W literaturze przedmiotu istnieją pewne przypadki ostrego zapalenia trzustki z prawidłową lipazemią, ale są one niezwykle rzadkie, dlatego może być wskazane kontynuowanie badań w przypadku typowego obrazu klinicznego AP pomimo prawidłowej lipazemii. (70).

Interesujące jest również, że nie udowodniono korelacji między początkowym wskaźnikiem lipazemii a nasileniem ostrego zapalenia trzustki ani jego rokowaniem, co sprawia, że powtarzanie dawek jest zbędne i niewskazane. (71) (72) Należy również pamiętać, że istnieją fałszywie dodatnie wyniki lipaz, chociaż rzadziej niż w przypadku amylazy, ze względu na bardzo niską specyficzność tego enzymu w trzustce. Rzeczywiście, możemy stwierdzić wzrost lipazemii w kilku okolicznościach innych niż AP (73):

→Po endoskopowym cewnikowaniu wstecznym dróg żółciowych i trzustkowych (ERCP),

→ W przypadku samoistnego ustąpienia kamicy bez towarzyszącego jej zapalenia trzustki (fałszywie mówiąc o "biologicznym zapaleniu trzustki", niewłaściwa nazwa nadana przy braku anatomicznego zajęcia trzustki),

→ W przypadku gruczolakoraka trzustki (prawdopodobnie związanego z niedrożnością przewodu pokarmowego wtórną do guza),

→W przypadku ciężkiej niewydolności nerek (ale stężenie lipazy w surowicy rzadko przekracza trzykrotnie górną granicę normy),

→W przypadku celiakii (niezwykle rzadkie, 2 opisane przypadki). Stwierdzenie podwyższonego poziomu amylazy lub lipazy w surowicy, przy braku objawów choroby trzustki, wydaje się sugerować potrzebę wykonania badań przesiewowych w kierunku celiakii. (74).

*b/AmylazemiaTest

amylazy w surowicy nie jest już zalecany w Europie, między innymi ze względu na bardzo niską swoistość w kontekście AP, w przeciwieństwie do pomiaru lipazy. (75) Istotnie, marker ten można łatwo zwiększyć z wielu innych powodów, takich jak niewydolność nerek lub wątroby, zaburzenia metabolizmu, patologie gruczołów ślinowych itp. Czułość tego markera zmniejsza się również w przypadku hipertrójglicerydemii lub chronicznego alkoholizmu, czyli sytuacji, w których amylaza może być myląco normalna. (76) Wreszcie, jest to marker nieudany w przypadku opóźnionego rozpoznania AP (pacjenci konsultujący się przez kilka dni po wystąpieniu objawów) z powodu jego wcześniejszej normalizacji we krwi (3-5 dni) niż lipazemia (8-14 dni). (77).

*c/Jednoczesna dawka trypsynogenu 2

Wciąż jednak w celu ustalenia rozpoznania AP szybki trypsynogen moczowy 2 jest urządzeniem diagnostycznym ocenianym w wielu badaniach w ostatnich latach. Z pewnością trypsyniogen 2 jest głównym izoenzymem trypsyniogenu 1, który jest obecny w formie nieaktywnej w wysokich stężeniach w granulkach zymogenu komórek trzustki akinarów. Przypomnijmy, że podczas ostrego zapalenia trzustki, przedwczesna aktywacja trypsynogenu do trypsyny prowadzi do aktywacji innych proenzymów i autodestrukcji gruczołu. W rezultacie ważna ilość trypsynogenu 2 jest uwalniana do krwioobiegu, a zaledwie kilka godzin po wystąpieniu objawów, przy czym poziom surowicy staje się większy niż 10-20 krotność jego normalnej wartości. Ponadto jego niskie wchłanianie w kanalikach nerkowych (w przeciwieństwie do trypsynogenu 1) sprawia, że jego stężenie w moczu znacznie wzrasta w przypadku ostrego zapalenia trzustki. (78).

Wykazano jednak, że czułość (68,6%) testu moczowego trypsynogenu 2 w AP była niższa niż lipazy i że była podobna do czułości amylazemii. Swoistość (87,1%) była jednak niższa niż w przypadku tych dwóch oznaczeń. (79).

Kolejnym ograniczeniem tej analizy jest ogromna liczba wyników fałszywie dodatnich (6,5%) ze względu na fakt, że uniesienie trypsynogenu 2 można zaobserwować w nowotworach złośliwych trzustki, dróg żółciowych i jajników, a następnie ponownie w przypadkach ostrej patologii brzucha (krwotok lub perforacja przewodu pokarmowego). (75).

Jego zaletą jest szybkość działania (podobnie jak w przypadku paska do badania moczu z wynikami w ciągu kilku minut), w przeciwieństwie do dawek serum (lipazy, amylazy), które są znacznie dłuższe (wymagają więcej czasu).

Może być przydatny na oddziale ratunkowym ze względu na wysoką ujemną wartość predykcyjną (99%), więc ujemny wynik trypsynogenu 2 w moczu wykluczyłby rozpoznanie PA u większości pacjentów. (80) Jest to test diagnostyczny, który w ostatnich latach cieszył się coraz większym zainteresowaniem, jednak nie znaleźliśmy żadnych ośrodków, które rzeczywiście wprowadziłyby go w życie do tej pory, zarówno w kraju, jak i za granicą. Poziom amylazy lub lipazy w surowicy nie wskazuje, czy choroba jest łagodna, umiarkowana lub ciężka, a monitorowanie poziomów seryjnie w trakcie hospitalizacji nie daje wglądu w rokowania.

2-Serytem diagnostyki

Żaden z dostępnych do tej pory testów biologicznych nie może być interpretowany jako złoty standard w ocenie wagi AP.

a/ CRP

CRP jest skutecznym i szybkim markerem do określania i oceny reakcji zapalnej. Jej wzrost jest opóźniony w stosunku do wystąpienia objawów, a jej wartość dyskryminująca jest dobra dopiero po 48 godzinach. Próg 150 mg/L w ciągu 48 godzin został wybrany przez ekspertów jako czynnik wpływający na złe rokowanie AP. (81) W jednym z badań stwierdzono, że CRP większe niż 150 mg/L w pierwszych 72 godzinach istotnie wskazywało na ciężkie i łatwo obumierające ZZSK. (82). W innym badaniu wykazano, że jego przedłużone uniesienie (CRP > 100 mg/l po tygodniu progresji AP) pogarszało się (ponieważ wiązało się z dłuższym pobytem w szpitalu i większą śmiertelnością) niż w przypadku szybko pogarszającej się choroby.

b/ Laktatemia

Hiperlactatemia wiąże się z nieprzewidywalnymi prognozami dotyczącymi poważnych schorzeń i musi być wcześnie rozpoznana. Jest ona oznaką uszkodzenia tkanek spowodowanego hipoksemią i może również prowadzić do kwasicy mlekowej z potencjalnie bardzo ciężkimi rokowaniami. W trwającym badaniu V. Lopeza i wsp., w którym porównywano wartości predykcyjne ciężkości różnych markerów biologicznych w ostrym zapaleniu trzustki, stwierdzono, że poziom mleczanów powyżej 2,8 meq/L jest predyktorem zarówno zwiększonego spożycia na intensywnej terapii, jak i zwiększonej śmiertelności. W pozostałych przypadkach, w chwili przyjęcia do szpitala, laktatemia jest markerem przewidującym śmiertelność znacznie wyższą od poziomu CRP. (11).

c/ Dozowanie LDH

LDH lub dehydrogenaza mleczanowa jest markerem tkanki, która jest zawarta w wielu różnych rodzajach tkanek i zwykle jest obecna tylko w niewielkiej ilości we krwi, wysokie krążące stężenie wskazuje na ostry proces zapalny lub zapalny, bez specyfiki ze względu na jej wszechobecność w organizmie. W efekcie, w przypadku hemolizy, martwicy, niedotlenienia, niezależnie od etiologii i nowotworów złośliwych, może wystąpić podwyższone stężenie LDH.

Klasyfikacja w Atlancie w swojej pierwszej wersji z 1992 roku zachowała LDH jako czynnik prognozujący martwicę, zakażenie i śmiertelność w ostrym zapaleniu trzustki. Natomiast literatura przedmiotu jest nieco uboga na temat stosowania tego kryterium w odosobnieniu (należy pamiętać, że jest to pozycja w ocenie Ransona, która jest znacznie szersza). Badanie prospektywne wykazało, że LDH było skuteczne w pierwszym dniu hospitalizacji jako predyktor powikłań miejscowych i systemowych o wartości progowej 320 j.m./l, powyżej której rokowanie było pejoratywne. (83).

W wyniku Ransona górna wartość normalna LDH jest ustalona na poziomie 1,5 raza górnej wartości normalnej 55, a w jego zmienionej wersji (wynik Imrie) stosowany próg wynosi 600 IU/L. W ten sam sposób wykazano, że wysoki poziom LDH w surowicy jest powszechnie kojarzony z występowaniem uporczywej niewydolności wielotarczowej. (84).

3 - Jaka wczesna biologiczna ocena stopnia ciężkości?

Trudno jest oszacować wagę AP na podstawie parametrów biologicznych, aby w bardzo wczesnym stadium. Większość punktów grawitacyjnych, w tym parametry biologiczne (Ranson, Imrie i APACHE II), musi być przeprowadzona w ciągu 48 godzin od ewolucji patologii. Wskaźniki biologiczne w tych ocenach są na ogół wskaźnikami uszkodzenia narządów:

Ostra niewydolność nerek jest na ogół sprawna, co wskazuje na niewydolność nerek,

➔ Hipoksemia na poziomie gazów tętniczych oznaczająca ostrą niewydolność oddechową (co w najgorszym przypadku),

➔ Krwotok jest objawem krwotoku wewnątrzbrzusznego, jeśli ulega on zmniejszeniu lub jeśli jest w trakcie opadania lub jeśli zwiększa się odwodnienie/niska objętość,

➔ Hipokalcemia, która jest znacznikiem wynaczynienia bogatego w albuminy płynu z przestrzeni naczyniowej do jamy otrzewnowej (3. sektor)

Lekarz dyżurny ma niewiele wytycznych dotyczących skierowania pacjenta na oddział intensywnej terapii (OIT) lub bardziej szczegółowo na oddział intensywnej terapii. Wynik BISAP (Bedside Index Severity in Acute Pancreatitis) jest wskaźnikiem kliniczno-biologicznym, którego zaletą jest to, że jest poświęcony wyłącznie ostremu zapaleniu trzustki i może być wykonany na oddziale wcześnie, jako środek ostrożności w nagłych wypadkach. Składa się on z 5 składników (mocznik we krwi > 25 mmol/l, zaburzenia świadomości, obecność SIRS, wiek > 60 lat i wysięk w opłucnej na obrazie). (85). Wynik BISAP $\geq$ 3 jest wskaźnikiem predykcyjnym ciężkiego AP i wiąże się z wysoką śmiertelnością, co może być wykorzystane jako argument przyjęcia na OIT. (11).

Kryteria	Wynik
Wiek > 60 lat 1	punkt
Zmieniony stan neurologiczny (GCS < 15) 1	punkt
B.Mocznik $\geq$ 25 mg/dl (8,9 mmol/l)	1 punkt
$\geq$ 2 kryteria	SIRS 1 punkt
Wysięk opłucnow	y 1 punkt

Tabela 2: Wynik BISAP

Diagnostyka 4-Etiologiczna

Ocena etiologiczna musi obejmować, jak tylko pacjent zostanie przyjęty na pogotowie ratunkowe, badanie czynności wątroby. pełną dawkę wapnia we krwi i ewentualną kontrolę lipidową, która ułatwi postawienie diagnozy.

(7). Ważne jest, aby pamiętać, że sekwencjonowanie próbek krwi jest bardzo ważne, ponieważ większość anomalii ma charakter efemeryczny. Przejściowa cytoliza wątrobowa w ciągu pierwszych 48 godzin ma wysoką wartość predykcyjną dla rozpoznania migracji kamicy (szczególnie dawki ALAT), ale po tym terminie staje się mniej diagnostyczna. Hipertrójglicerydemia może również zostać unormowana w ciągu kilku godzin i spaść poniżej progu toksyczności dla trzustki wynoszącego 11 mmol/l, co wyjaśnia znaczenie wczesnego dawkowania. Ponadto, badanie genetyczne z badaniem przesiewowym w kierunku mutacji w PRSS1, CFTR, SPINK1 i CTRC może zakończyć ocenę etiologiczną, jeśli nie stwierdzono innej etiologii.

X- WYKONANIE

Należy pamiętać, że w przypadku pewności diagnostycznej (skojarzenie typowego bólu z typową biologią), żadne badanie obrazowe nie jest przydatne do pozytywnego rozpoznania ostrego zapalenia trzustki. (86).

1-Abdominal ultrasonografia (USA)

USG jamy brzusznej nie interesuje się pozytywną diagnozą ani nasileniem ostrego zapalenia trzustki. Jest ono jednak niezbędne dla etiologicznej diagnozy kamicy pęcherzyka żółciowego i dlatego musi być wykonywane bardzo szybko, prawie systematycznie i jak najwcześniej, zanim kamica zostanie wywołana przez post. (14). Z pewnością nie należyjuż wykazywać jego wartości dla rozpoznawania kamicy pęcherzyka żółciowego, z wyjątkiem rozpoznawania mikrolitiazy. Niemniej jednak, obecność odruchowego jelita krętego (częstego w AP) lub otyłości może ograniczyć jej wczesny początek. Występowanie kamicy pęcherzyka żółciowego związanej lub nie z rozszerzeniem głównych dróg żółciowych (CBD) jest argumentem pośrednim dla rozpoznania żółciowego pochodzenia zapalenia trzustki. (87).

Ultradźwięki mogą podobnie szukać "szlamu" pęcherzyka żółciowego, rozpoznawanego w postaci echa gęstego w skupiskach bez tylnych stożków cienia, zwykle w nachylonej części pęcherzyka żółciowego. Ten "szlam" z pęcherzyka żółciowego to skupisko cząstek zmieszanych z żelem śluzowym czyniącym żółć grubą. Cząstki te są wykonane albo z agregatów cholesterolu, albo (rzadziej) z granulek pigmentu żółciowego. Muł ten może pozostawać przy obliczeniach lub być prekursorem. Obecność "szlamu" z pęcherzyka żółciowego służy do subtelnej interpretacji, szczególnie u pacjenta, który przebywa na czczo od kilku dni. Należy zauważyć, że normalne badanie ultrasonograficzne pęcherzyka żółciowego nie wyklucza AP pochodzenia żółciowego, ponieważ chociaż jest bardzo skuteczne w badaniu pęcherzyka żółciowego i dróg żółciowych wewnątrzwątrobowych, to jest ograniczone przez meteoryzm trawienny (gaz) do badania głównego przewodu żółciowego. Prawdę mówiąc, w serii Lee i wsp., 23 z 31 pacjentów z idiopatycznym AP oznaczonym idiopatycznym AP po standardowym badaniu ultrasonograficznym (bez widocznego rachunku) rzeczywiście miało mikrolitiazę żółciową podczas badania żółci dwunastniczej. (88).

Skan 2-CT brzucha

a/ Kiedy to powinno być zrobione?

Tomografia komputerowa jamy brzusznej i miednicy (TK AP) ze wstrzyknięciem kontrastu jest złotym standardem oceny ciężkości AP, podczas gdy nie wymaga żadnych dochodów do wstępnej diagnozy. Musi być wykonana co najmniej 48-72 godziny po wystąpieniu objawów klinicznych, a w najlepszym przypadku 72-96 godzin po ich wystąpieniu, zgodnie z ustaleniami konferencji konsensusu w Atlancie w 2012 roku. Celem nie jest bagatelizowanie zakresu zmian, ponieważ objawy TK pojawiają się dopiero po kilku dniach z powodu braku perfuzji tkanki trzustki i przedłużenia martwicy. Czułość i swoistość tomografii komputerowej AP wynosi ponad 90% w przypadku rozpoznania ostrego zapalenia trzustki i martwicy, przy niskim odsetku fałszywie ujemnych wyników. (89). Ważne jest, aby pamiętać, zwłaszcza w postępowaniu na oddziale ratunkowym, że wczesne skanowanie nie zmienia podejścia terapeutycznego. (90) Wyniki ciężkości tomografii komputerowej (w tym wynik Balthazara) nie są bardziej skuteczne niż wyniki kliniczne typu

SIRS w przewidywaniu ciężkości AP. W ostatecznym rozrachunku skaner iniekcyjny, zbyt wcześnie, może nasilić AP, nie mówiąc już o potencjalnej nefrotoksyczności. (86)

Konferencja konsensusu w Atlancie określiła tylko 3 wskazania do wykonania tomografii komputerowej od samego początku:

- W przypadku wątpliwości diagnostycznych z innymi nagłymi przypadkami w obrębie jamy brzusznej (perforacja wrzodu dwunastnicy, zapalenie otrzewnej, zapalenie uchyłków, zawał krezki...).
- W przypadku braku odpowiedzi na leczenie wstępne lub pogorszenia stanu klinicznego
-W przypadku silnego PA od początku (kryteria przyjęcia SIRS). (7)

Wskazaniem do powtórzenia badania TK podczas rozwoju AP jest niepoprawienie lub pogorszenie stanu klinicznego lub gdy przewiduje się zabieg interwencyjny. Wreszcie, w przypadku wystąpienia ostrego zapalenia trzustki w kontekście znanego przewlekłego zapalenia trzustki, wykonanie tomografii komputerowej przy każdym ataku nie ma znaczenia przy braku oznak nasilenia. (72)

b/ Do jakiego czytania?

Podczas gdy obecnie wykazano, że nie jest on bardziej skuteczny niż kliniczne i biologiczne wyniki w diagnozowaniu ciężkości AP, wskaźnik ciężkości tomografii komputerowej (CTSI) jest szeroko stosowany w radiologicznej diagnostyce AP oraz w ocenie jej ciężkości.

Najczęściej używaną wersją tej oceny CTSI (której początkowa wersja Baltazara pochodzi z 1990 roku) jest zmodyfikowana wersja Mortele et al. opublikowana w 2004 roku. Ma ona tę zaletę, że ułatwia obliczanie wyniku, zmniejszając zmienność międzyobserwującą (dla radiologa większa potrzeba obliczenia liczby przepływów lub dokładnego określenia procentu martwicy), a korelacja z ciężkością kliniczną pacjenta ulega poprawie dzięki temu opisowi. (91). Według innego badania, badania Dolphy'ego, możliwa jest ocena nasilenia AP według czterech kryteriów: wieku oraz trzech kryteriów radiologicznych (obiektywna wielkość trzustki, nieprawidłowość w tłuszczach obwodowych i stopień martwicy). (8).

3-Balthazar CTSI Scoring (1990)

Wskaźnik prognostyczny	**Punkty**
Normalna trzustka	0
Ogniskowe lub rozproszone powiększenie trzustki	1
Wewnętrzne zaburzenia trzustkowe ze zmianami zapalnymi w tłuszczu obwodowo-trzustkowym	2
Pojedynczy, źle zdefiniowany zbiór płynów lub flegma	3
Dwie lub więcej słabo zdefiniowane kolekcje lub obecność gazu w trzustce lub w jej sąsiedztwie	4

Stopień zaawansowania zapalenia trzustki oceniono w skali od 0 do 4. Obecność i stopień martwicy podzielono na cztery kategorie i przyznano

Wskaźnik prognostyczny	Punkty

punkty w skali od 0 do 6.

Tabela 3: Balthazar CTSI Wynik

4 Zmodyfikowany wynik CTSI Baltazara

➔Zapalenie trzustki

Normalna trzustka	**punkt 0**
Nieprawidłowości miąższu trzustki z tłuszczem naciekowym i trzustkowym lub bez niego	**2 punkty**
Pobór płynu trzustkowego lub okołotrzustkowego	**4 punkty**

➔martwica trzustki

Brak nekrozy	**punkt 0**
< 30 %	**2 punkty**
. >30 %	**4 punkty**

➔Dodatkowe komplikacje trzustkowe: **2 punkty**

(wysięk opłucnowy, wodobrzusze, powikłania naczyniowe, zajęcie przewodu pokarmowego)

→Powaga w oparciu o wynik

Zmodyfikowany wynik CTSI	Stopień zapalenia trzustki
0 - 2	Łagodne zapalenie trzustki
4 - 6	Umiarkowane zapalenie trzustki
8 - 10	Poważne zapalenie trzustki

Tabela 4: zmodyfikowany indeks Mortele C T S

Zmodyfikowany wskaźnik ciężkości TK jest rozszerzeniem oryginalnego wskaźnika ciężkości TK (CTSI) opracowanego przez Baltazara i współpracowników w 1994 roku w celu rozróżnienia pomiędzy łagodnymi, umiarkowanymi i ciężkimi formami ostrego zapalenia trzustki.

Oryginalny wskaźnik ciężkości tomografii komputerowej był śledzony na całym świecie i był bardzo pomocny. Ma on jednak szereg ograniczeń:

- Zaobserwowano, że komplikacje takie jak niewydolność narządów nie są dobrze powiązane z wynikiem przypisanym przez pierwotny CTSI.
- Zmiana interobserwatora z oryginalnym CTSI może prowadzić do różnych wyników dla tego samego pacjenta.
- Zauważono, że pacjenci z >30% martwicą mają podobną zachorowalność i śmiertelność, więc włączenie dodatkowych 50% do punktacji nie było przydatne w praktyce.

→Ograniczenia te doprowadziły do powstania zmodyfikowanego CTSI, który jest ściślej skorelowany z wynikami pacjentów pod względem długości pobytu w szpitalu i początku niewydolności narządowej. (92).

Tomografia komputerowa z kontrastem jest doskonałą metodą diagnostyczną umożliwiającą określenie stopnia zaawansowania procesu zapalnego, wykrycie martwicy trzustki oraz przedstawienie miejscowych powikłań i stopnia zaawansowania ostrego zapalenia trzustki. Wyniki uzyskane przy zmodyfikowanym indeksie Mortele'a wykazały silniejszą korelację wszystkich parametrów wyjściowych u wszystkich pacjentów niż indeks Baltazara. Zrewidowana klasyfikacja w Atlancie jest dokładniejsza niż zmodyfikowany wskaźnik Mortele'a i wskaźnik ciężkości Baltazara dla oceny śmiertelności pacjentów i niewydolności narządowej.

Zmodyfikowany wskaźnik ciężkości TK ułatwia obliczanie wyniku i zmniejsza zmienność międzyobserwującą. Wyniki uzyskane przy zastosowaniu zmodyfikowanego indeksu Mortele'a wykazują silniejszą statystyczną korelację dla wszystkich parametrów wyników klinicznych u wszystkich pacjentów, lepszą niż indeks Baltazara. (91).

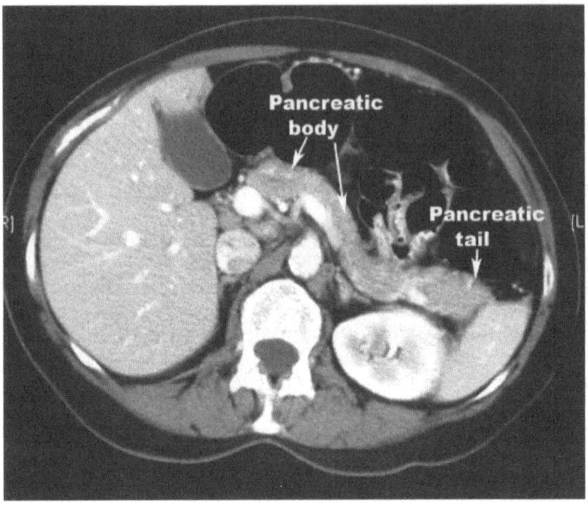

Rysunek 9: Obraz TK osiowy brzucha ujawnia prawidłową anatomię trzustki (91).

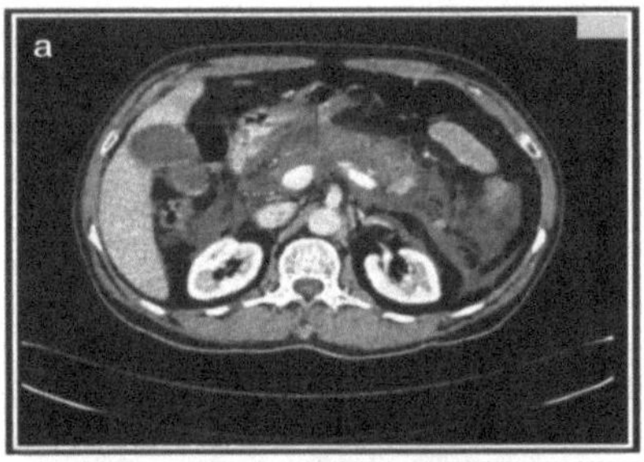

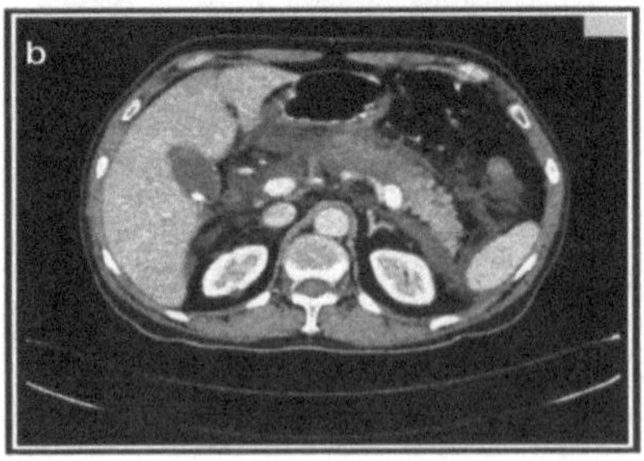

Rysunek 10:

a) Ostre martwicze zapalenie trzustki dotykające >50% trzustki (91).

b) Ostre martwicze zapalenie trzustki z gromadzeniem się płynów okołotrzustkowych w obrębie powięzi i wodobrzusze z kamicą żółciową zarówno Balthazar jak i zmodyfikowany CTSI punkt 10 sugerujące ciężkie zapalenie trzustki (91).

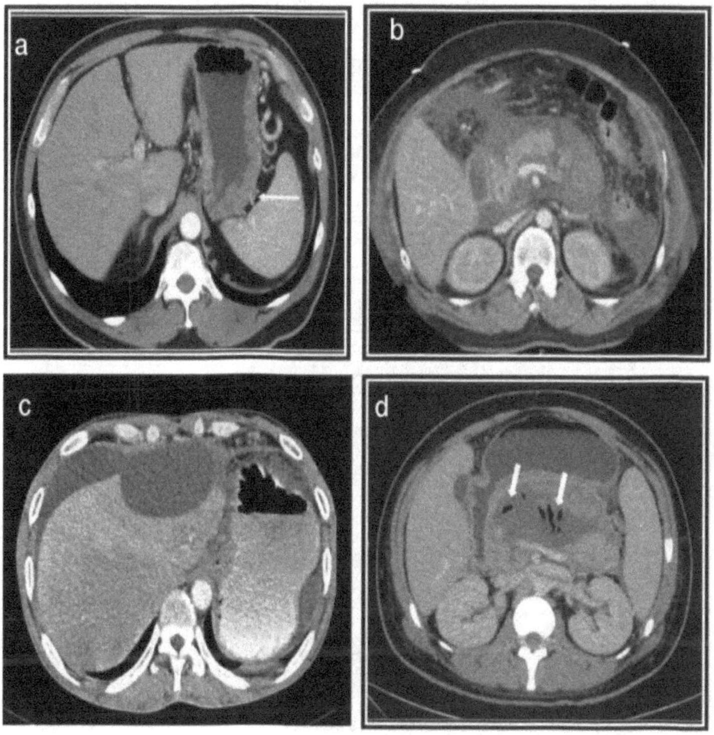

Rysunek 11:

a) Ostre zapalenie trzustki związane z pogrubioną ścianą żołądka.

b) Ostre martwicze zapalenie trzustki powikłane zakrzepicą żył śledzionowych.

c) Ostre zapalenie trzustki powikłane pobraniem podkapułkowym.

d) Ostre zwojowe zapalenie trzustki. (91).

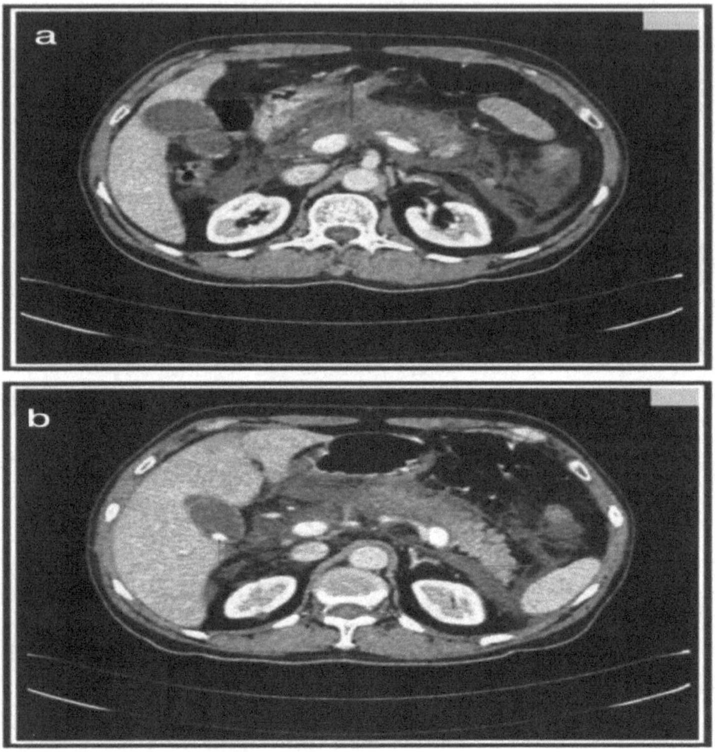

Rysunek 12: Obrazy z tomografii komputerowej przedstawiające martwicze ostre zapalenie trzustki (91)

a. ostre martwicze zapalenie trzustki obejmujące >50 % trzustki

b. ostre martwicze zapalenie trzustki z gromadzeniem się na obwodzie trzustki, naciekający tłuszcz okołonerkowy związany z kamicą pęcherzyka żółciowego.

Wynik Baltazara i zmodyfikowany CTSI był na poziomie 10 wywołującym ciężkie zapalenie trzustki.

5- W przypadku AP pochodzenia żółciowego, którą należy wybrać pierwszą endoskopową ultrasonografię czy MRI typu biliary-or Cholangio-?

Korzyści płynące z biliary-MRI i endoskopowej ultrasonografii (EUS) polegają na uniknięciu ERCP, jeśli nie występuje angiocholitis, poprzez wykazanie pustki w głównym przewodzie żółciowym. Można podejrzewać obecność kamienia w głównym przewodzie żółciowym, jeżeli średnica CBD jest większa niż 8 mm, a stężenie bilirubiny pozostaje wysokie. (93). EUS pozostaje wyższa niż MRI w przypadku małych kamieni o rozmiarze mniejszym niż 5 mm. Na stronie .

W każdym razie, te dwa badania nie powinny być wykonywane zbyt wcześnie ze względu na zmiany wywołane przez AP. Endoskopowa ultrasonografia i biliary-MRI są użytecznymi technikami w etiologicznej diagnostyce ostrego zapalenia trzustki o nieustalonej przyczynie. Endoskopowe badanie ultrasonograficzne powinno być preferowane w celu ustalenia ewentualnej etiologii żółciowej u pacjentów, u których nie wykonano cholecystektomii. (94, 95).

Endoskopowe badanie ultrasonograficzne może być wykorzystane do "skorygowania" rozpoznania kamicy żółciowej u pacjenta, którego USG nie było rozstrzygające. W tym przypadku czas wykonania endoskopii jest delikatny: za wcześnie i ryzyko wystąpienia zmian zapalnych jest duże, za późno, a ryzyko pozostawienia chorego z ryzykiem nawrotu wzrasta z czasem.

→Endoskopowa ultrasonografia

Jest to ocena referencyjna do oceny etiologicznej w łagodnej żółciowej AP (stopień łagodny do umiarkowanego w zmodyfikowanej klasyfikacji Baltazara), ponieważ wizualizuje ona CBD dokładniej niż standardowe USG i bez ingerencji w struktury jelitowe (oraz powietrze w przypadku odruchu jelita krętego, często powiązane) lub tkankę tłuszczową.

Endoskopowa ultrasonografia ma obecnie duże znaczenie w badaniu narządów żółciowych i trzustkowych, a zwłaszcza ich kanałów wydalniczych. Umieszczenie endoskopowej sondy ultrasonograficznej w dwunastnicy ułatwia badanie głównego przewodu żółciowego od ampułki Vatera do wzgórza wątrobowego. Jest ono zawsze wykonywane w znieczuleniu ogólnym. (96)

Endoskopowa ultrasonografia wykazała w ostatnich latach swoją skuteczność w diagnostyce zaburzeń dróg żółciowych i trzustki. Jej minimalnie inwazyjny charakter powinien sprawić, że w sytuacjach diagnostycznych będzie ona lepsza od Endoskopowej Retrografii Cholangio-Trzustkowej (ERCP), której zachorowalność waha się od 5 do 11% w zależności od badania. Dlatego ERCP, której wskazania mają obecnie charakter zasadniczo terapeutyczny, musi być często uprzedzana ultrasonograficzną endoskopią (97, 98).

Istnieją jednak ograniczenia tej techniki; w rzeczywistości echo-endoskopia jest trudniejsza do wykonania w ciężkim ostrym zapaleniu trzustki z powodu problemów technicznych:

- Ściana dwunastnicy może być znacznie zagęszczona, a nawet może utrudniać przejście echosondy lub przynajmniej jej dokładne pozycjonowanie;

- Sporadyczny znaczny obrzęk, mniej więcej w połączeniu z martwicą głowy trzustki, może utrudniać identyfikację struktur anatomicznych.

W związku z tym czułość echokardiografii w tym konkretnym wskazaniu może być niewystarczająca, aby nie być tak dobra jak w przypadku niecię̨żkiego ostrego zapalenia trzustki. (86).

W ten sam sposób częstość występowania postu (lub żywienia dojelitowego) u większości pacjentów z AP wiąże się również z większą częstością występowania "osadu" woreczka żółciowego. Z tego powodu obecność tego osadu może mieć znaczenie tylko wtedy, jeżeli jest on widoczny dopiero po kilku dniach od ponownego wprowadzenia diety doustnej.

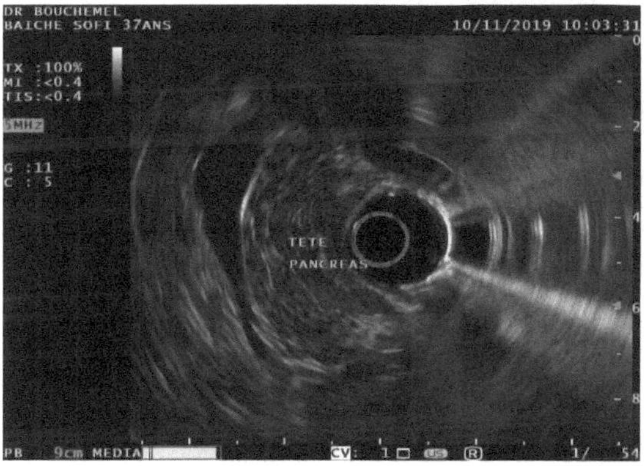

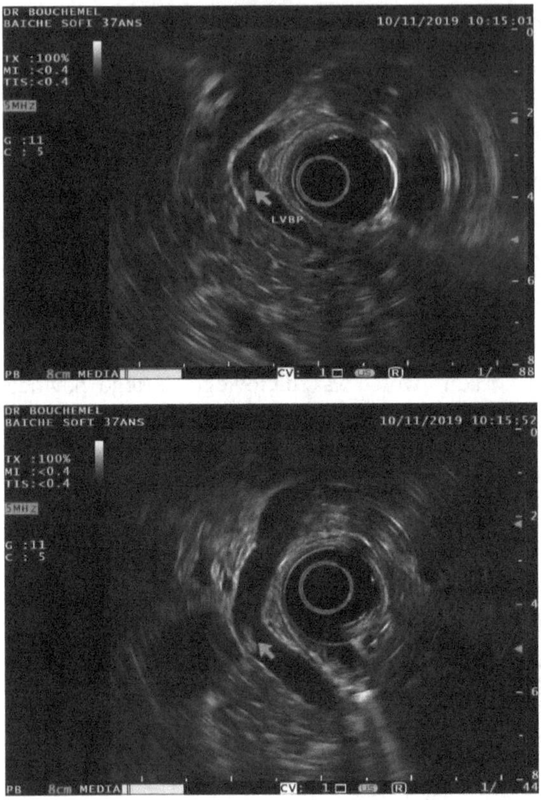

Rysunek 13: Pojawienie się endoskopowego badania ultrasonograficznego na korzyść zaburzeń trzustki oznaczających prawdopodobny rozwój przewlekłego zapalenia trzustki związanego z kamicą makroskopową CBD niewykrytą przez Cholangio-MRI z Odditis u pacjenta, który 16 lat temu był poddany cholecystektomii i ma cztery epizody nawracającego ostrego zapalenia trzustki

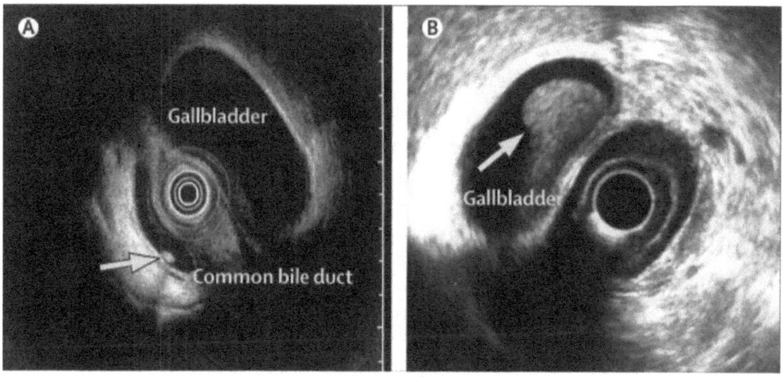

Rys. 14: Wykrywanie kamicy za pomocą endoskopii ultradźwiękowej (A) Niewielki niewykrywalny kamień za pomocą USG jamy brzusznej ze stożkiem cienia tylnego wyraźnie widocznego kamienia (B) Osad pęcherzykowy przymocowany do ściany (27).

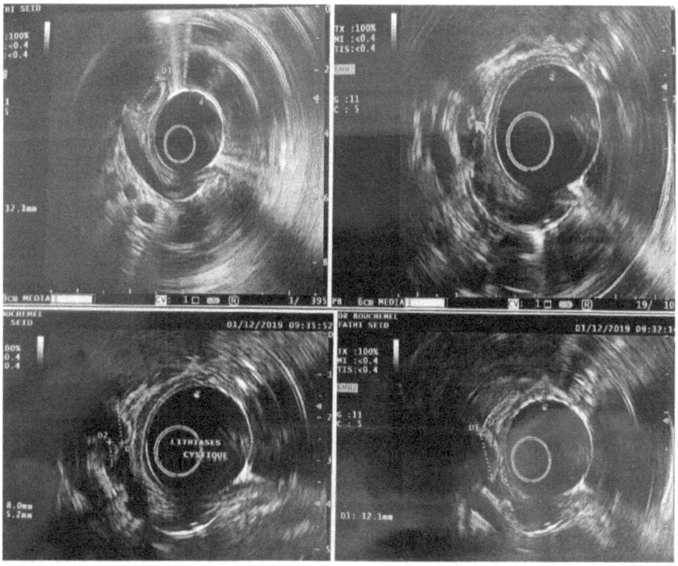

Ryc. 15: Wykrywanie kamicy za pomocą endoskopii ultradźwiękowej u pacjenta, jak ma cztery ataki ostrego nawracającego zapalenia trzustki. Niewielka kamica długiego kanału pęcherzykowego niewykrywalna za pomocą USG jamy brzusznej, a nawet żółciowego MRI.

6-Biliary-MRI versus Cholangio-Pancreatico-MRI

Żółciowy MRI lub Cholangio-MRI wykorzystuje spontaniczny hipersygnał płynów MRI w wagach T2, który pozwala wyeliminować sygnał tkankowy i przechwycić tylko sygnał płynny. Sekwencje te, skoncentrowane na wątrobie i trzustce, pozwalają (bez użycia środków kontrastowych) na selektywną wizualizację dróg żółciowych i przewodu trzustkowego. Jego wydajność jest doskonała, porównywalna z endoskopową ultrasonografią do obliczeń. dużych rozmiarów. Badanie biliary-MRI ma również tę zaletę, że pozwala na badanie zarówno CBD, jak i dróg żółciowych wewnątrzwątrobowych. Badanie to jest znane jako nieinwazyjne. (99).

Jego czułość wynosi 100% w przypadku rozpoznania kamicy głównych dróg żółciowych o średnicy większej niż 1 cm, ale spada do 71% w przypadku kamicy mniejszej niż 5 mm, co często ma miejsce w przypadku ostrego żółciowego zapalenia trzustki. (100)

W ramach sprawdzonych badań AP dróg żółciowych (z kamicą pęcherzykową) wykazano, że MRI dróg żółciowych byłby dobrym narzędziem do uwidocznienia kamieni głównych dróg żółciowych, wskazanym do przedoperacyjnej ERCP (przed cholecystektomią). (101)

Należy wspomnieć, że z etiologicznego punktu widzenia pozwala to również na identyfikację wielu przyczyn nowotworów, zwłaszcza PMITP (Papillary and Mucinous Intra-canalar Tumors of the Pancreas).

➔Jaki jest czas potrzebny do wykonania biliary-MRI w przypadku AP?

W szczególnym kontekście ostrego zapalenia trzustki, cholangio-MRI powinien być wykonywany w pewnej odległości od fazy ostrej. Wynika to z faktu, że obecność wodobrzusza, zbiorów obwodowych lub torbieli zakłóca i utrudnia wizualizację dróg żółciowych we wcześniejszym stadium choroby. (102).

Najnowsze zalecenia są takie, że w przypadku podejrzenia kamicy głównego przewodu żółciowego podejście badawcze jest zorientowane na ocenę prawdopodobieństwa klinicznego, biologicznego i ultrasonograficznego, a następnie wykorzystuje różne badania obrazowe potwierdzające: biliary-MRI, endoskopowe ultrasonograficzne lub, w czasie leczenia: cholangiografię śródoperacyjną. (86).

W praktyce jednak, miejsce biliary-MRI jest nadal przedmiotem dyskusji. Z pewnością, jeśli realizacja cholangiografii śródoperacyjnej była bardzo rozpowszechniona w dobie cholecystektomii metodą laparotomii, to jej wykonywanie nie jest już systematyczne od czasu pojawienia się laparoskopii (większe trudności we wprowadzeniu cewnika do cholangiografii z większym ryzykiem urazu CBD przez laparoskopię). (99).

XI- DOTKLIWOŚĆ OSTREGO ZAPALENIA TRZUSTKI

1-Historyczna (najstarsza) partytura

a/ Wynik Ranson'a

Stosowanie tej skali, ustanowionej po raz pierwszy w 1974 r., nie jest już zalecane ze względu na jej złożoność (wiele pozycji trudnych do oceny w praktyce, jeszcze mniej we wczesnej fazie) oraz odkrycie innych, bardziej wrażliwych i specyficznych skal skal (w tym SIRS).

Jest on oparty na jedenastu parametrach: Pięć (**5**) jest ocenianych przy przyjęciu i wskazuje na intensywność procesu zapalnego; sześć (**6**) jest monitorowanych po 48 godzinach i odzwierciedla wpływ systemowy. Każdy parametr jest przypisany przez 0 lub 1 punkt. Powyżej 3 punktów AP uważany jest za zagrożony poważnym stanem chorobowym. Śmiertelność pacjentów z punktami 1 do 2, 3 do 4, 5 do 6 i > 6 wynosi odpowiednio <1%, 15%, 40% i 100%. (5)

Ranson Criteria

Admission

- Age > 55
- WBC > 16,000
- Glucose > 200
- LDH > 350
- AST > 250

During first 48 hours

- Hematocrit drop > 10%
- Serum calcium < 8
- Base deficit > 4.0
- Increase in BUN > 5
- Fluid sequestration > 6L
- Arterial PO2 < 60

5% mortality risk with <2 signs
15-20% mortality risk with 3-4 signs
40% mortality risk with 5-6 signs
99% mortality risk with >7 signs

Tabela 5: Wynik Ranson'a

b/ Wynik Blamey-Imrie (lub zmodyfikowany wynik Glasgow)

Jest to uproszczony wynik Ransona, dedykowany wyłącznie AP. Podobnie jak Ranson, najprawdopodobniej należy z niej zrezygnować na rzecz nowszych i łatwiejszych w użyciu wyników. Jest on ustalany tylko raz na 48 godzin. Zapalenie trzustki uważa się za poważne, jeśli przy ≥ 3 kryteriach występuje wzrost śmiertelności i ryzyko powikłań miejscowych i ogólnoustrojowych. Ma ono osiem kryteriów. (5)

Wiek	> 55 ans.
Leukocyty	> 15000/mm³.
Glukoza we krwi g/l) (z wyłączeniem cukrzycy).	> 10 mmol/l (1,8
Pa02	< 60 mmHg.
Urée sanguine	> 16 mmol/l.
Calcémie	< 2 mmol/l.
Albuminémie	< 32 g/l.
LDH normalna).	> 600 U/l (3,5 x
ASAT normalna).	> 100 U/l (2 x

Tableau 6: Scores d'Imrie, Blamey, Osborne, Glasgow

2-Ten najwygodniejszy i najbardziej praktyczny system punktacji

a/ SIRS (Systemic Inflammatory Response Syndrome)

SIRS lub zespół ogólnoustrojowej reakcji zapalnej to odpowiedź organizmu na ataki zakaźne lub niezakaźne (zapalenie trzustki, oparzenia, politrauma, rak, itp...). Występuje, gdy homeostaza nie jest dostosowana do lokalnej lub regionalnej reakcji. Ta homeostaza powoduje masową, ogólnoustrojową reakcję zapalną. Reakcja ta występuje w wielu ostrych chorobach i nie jest absolutnie specyficzna dla ostrego zapalenia trzustki. SIRS nie jest nowym pojęciem, jak zostało to po raz pierwszy opisane w 1991 roku przez Society of Critical Care Medicine (SCCM) i American College of chest Physicians (ACCP), poza określeniem zasad sepsy i niewydolności wielotrzewnowej. (103)

Znalezienie	**Wartość**
Temperatura	<36 °C (96,8 °F) lub >38 °C (100,4 °F)
Tętno	> 90/min
Częstotliwość oddechów	>20/min lub PaCO2<32 mmHg (4,3 kPa)
WBC	<4x109/L (<4000/mm³), > 12x109/L (>12,0000/mm³), lub 10% pasma

Tabela 7: **SIRS** (Systemic Inflammatory Response Syndrome)

Diagnoza SIRS jest przeprowadzana w przypadku pozytywnej odpowiedzi na co najmniej 2 z 4 kryteriów. W ostrym zapaleniu trzustki uporczywy SIRS (≥ 48 godzin) silnie wskazuje na wielotarczową niewydolność i zwiększoną śmiertelność. W rzeczywistości, jeśli utrzymuje się ona dłużej niż 48 godzin, wiąże się ze śmiertelnością 25% w porównaniu z 8% w przypadku przemijającej SIRS (< 48 godzin). (104).

W innym badaniu stwierdzono u pacjentów hospitalizowanych z powodu ostrego zapalenia trzustki, że nasilenie AP było istotnie zwiększone u pacjentów, którzy mieli jedno lub więcej kryteriów SIRS przy przyjęciu. (105)

W ostatecznym rozrachunku SIRS ma tę zaletę, że jest bardzo czuły (100%) na wykrycie poważnych przypadków AP (lub innych ostrych patologii), ale ma zbyt małą swoistość (31% swoistości) na ostre zapalenie trzustki. Może być pomocny w początkowej fazie przyjmowania na pogotowie (w przypadku skierowania pacjenta), ale ma ograniczoną przydatność w obserwacji ciężkiego AP (ryzyko opóźnienia w rozpoznaniu powiązanego aktywnego zakażenia). (106).

b/- BISAP Score (Bedside Index of **Severity** in Acute Pancreatitis) Score

Punktacja BISAP jest specyficzną oceną prognostyczną dla ostrego zapalenia trzustki zaproponowaną przez Wu i wsp. w 2008 roku. (107) Zawiera ona 5 kryteriów, które można łatwo ocenić na oddziale ratunkowym: mocznik we krwi > 25mg/dl (8,9 mmol/l), zmieniony stan neurologiczny, wiek > 60 lat, obecność wysięku w opłucnej na zdjęciu RTG klatki piersiowej i obecność co najmniej dwóch (2) kryteriów SIRS. Wynik BISAP ≥ 3 jest związany ze znacznie większą śmiertelnością (> 15%) niż w przypadku wyniku pomiędzy 0 a 2 (< 2%). Wynik ten jest predyktorem niewydolności narządowej i śmiertelności w ostrym zapaleniu trzustki. W rzeczywistości, zgodnie z ostatnimi badaniami porównawczymi, byłby on równie skuteczny jak wynik APACHE-II i bardziej niż wyniki Ransona i Balthazara oraz CRP w prognozowaniu wagi AP. (108).

Główną zaletą tego wyniku jest to, że można go zrealizować wcześniej i szybciej niż pozostałe (brak ponownej oceny). Ma zatem znaczącą potencjalną rolę we wstępnej ocenie powagi AP od momentu przyjęcia do sytuacji kryzysowej.

Kryteria	**Wynik**
Wiek > 60 lat	1 punkt
Stan neurologiczny pogorszony (GCS < 15)	1 punkt
Mocznik ≥ 25 mg/dl (8,9 mmol/l)	1 punkt
≥ 2 kryteria SIRS	1 punkt
Wysięk opłucnowy	1 punkt

Tabela 8: Wyniki BISAP

Uzyskano i potwierdzono oryginalny proces prognozowania śmiertelności do stosowania w AP. BISAP jest prostą i precyzyjną metodą wstępnej identyfikacji pacjentów z podwyższonym ryzykiem śmiertelności szpitalnej.

Wyniki charakterystyczne dla 3-sepsy

a/ Wynik **SOFA**

* Definicja

Punktacja oceny niewydolności narządów związanych z sepsą, znana również jako punktacja SOFA (Sequential Organ Failure Assessment), jest stosowana w intensywnej terapii w celu określenia i monitorowania stanu pacjenta z niewydolnością narządową. Punktacja opiera się na sześciu podskalach, po jednej dla każdego układu oddechowego, neurologicznego, sercowo-naczyniowego, wątrobowego, nerkowego i krzepliwego.

Poniższe tabele przedstawiają zgodność pomiędzy kryteriami oraz liczbę związanych z nimi punktów dla każdego z podpunktów. Jeśli mierzony parametr nie spełnia żadnych kryteriów, nie przyznaje się żadnych punktów. Jeśli mierzony parametr odpowiada kilku kryteriom, wybierane jest kryterium o najwyższej wartości punktowej.

Wynik SOFA jest używany do określenia sepsy od 2016 roku. Wynik dwóch lub więcej punktów wiąże się z 10% ryzykiem śmiertelności u pacjentów z podejrzeniem zakażenia (111).

*Układ oddechowy (**Tablica 9**)

PaO2/FiO2 (mmHg)	Wynik SOFA
≥ 400	0
< 400	1
< 300	2
< 200 i wentylacja mechaniczna < 100& wentylacja mechaniczna	3 4

*System neurologiczny (**Tablica 10**)

GCS	Wynik SOFA
15	0
13-14	1
10-12	2
6-9	3
< 6	4

*Układ sercowo-naczyniowy (**Tabela 11**)

Średnie ciśnienie krwi LUB zapotrzebowanie na wazopresory	Wynik SOFA
MBP ≥ 70 mm/Hg	0
MBP < 70 mm/Hg	1
Dopamina ≤ 5 μg/kg/min LUB dobutamina (dowolna dawka)	2
Dopamina > 5 μg/kg/min LUB adrenalina ≤ 0,1 μg/kg/min LUB noradrenalina ≤ 0,1 μg/kg/min	3
Dopamina > 15 μg/kg/min LUB adrenalina > 0,1 μg/kg/min LUB noradrenalina > 0,1 μg/kg/min	4

*Układ hepatyczny (**Tablica 12**)

Bilirubina (mg/dl) [μmol/L].	Wynik SOFA
< 1.2 [< 20]	0
1.2–1.9 [20-32]	1
2.0–5.9 [33-101]	2
6.0–11.9 [102-204]	3
> 12.0 [> 204]	4

*System koagulacji (**Tabela 13**)

Płytki ceramiczne × 103/μ	Wynik SOFA
≥ 150	0
< 150	1
< 100	2
< 50	3
< 20	4

*Układ renalowy (**Tabela 14**)

Kreatinemia (mg/dl) [μmol/L](lub oddawanie moczu)	Wynik SOFA
< 1.2 [< 110]	0
1.2–1.9 [110-170]	1
2.0–3.4 [171-299]	2
3.5-4.9 [300-440] (lub < 500 ml/j)	3
> 5,0 [> 440] (lub < 200 ml/j)	4

Ocena SOFA jest oceną wagi, która stała się bardziej popularna po wprowadzeniu nowych koncepcji sepsy opublikowanych w JAMA w 2016 roku w badaniu SEPSIS-3. Definicje sepsy i szoku septycznego zostały ostatnio przeanalizowane w 2001 roku. Od tego czasu dokonano znaczącego postępu w patobiologii (zmiany w funkcji narządów, morfologii, biologii komórek, biochemii, immunologii i krążeniu), zarządzaniu i epidemiologii sepsy, co sugeruje potrzebę ponownego zbadania (109).

W tym badaniu sepsa została na nowo zdefiniowana jako niewłaściwa odpowiedź gospodarza na zakażenie prowadzące do dysfunkcji narządów. Ta nowa definicja była odpowiedzią na brak skuteczności kryteriów SIRS w kontekście sepsy (kryteria, które nie przewidywały infekcji, ale nieswoistą odpowiedź zapalną organizmu na agresję). (110)

Sepsa powinna być opisana jako zagrażające życiu zaburzenie narządowe wynikające z niekontrolowanej reakcji żywiciela na zakażenie. W przypadku klinicznego zastosowania operacyjnego dysfunkcję narządów można zilustrować wzrostem o 2 lub więcej punktów w punktacji sekwencyjnej oceny niewydolności organicznej [związanej z sepsą], która jest związana ze śmiertelnością szpitalną powyżej 10%. Wstrząs septyczny należy uznać za kolejny przypadek sepsy, w którym szczególnie rozległe zaburzenia krążenia, zaburzenia komórkowe i metaboliczne wiążą się z większym ryzykiem zgonu niż w przypadku samej sepsy (111).

--Wynik SOFA w ostrym zapaleniu trzustki.

Chociaż jest to bardziej odpowiednie rozwiązanie dla oddziałów intensywnej terapii, większość badań potwierdza użycie tej skali w celu określenia rokowania dla ciężkiego ostrego zapalenia trzustki. W tym prospektywnym badaniu Juneja D et al. (2010) porównującym punktację SOFA z innymi punktami prognostycznymi (w tym punktacją Ransona), punktacja SOFA była dokładniejsza w przewidywaniu ciężkości ostrego zapalenia trzustki i 30-dniowej śmiertelności (dla punktu SOFA > 4 czułość wynosiła 76,2%, a swoistość 69,2%, a dla punktu SOFA > 8; czułość 86,7%, a swoistość 90%). (112). W kontekście obserwacji ciężkiej AP w intensywnej terapii, inne badanie wykazało, że wynik SOFA był dobry, autorzy zachowali termin 7. dnia hospitalizacji, aby ponownie go ocenić i ewentualnie dostosować do niego decyzje terapeutyczne. (113).

b/- Szybki wynik SOFA (lub **qSOFA**)

Szybka ocena SOFA (lub qSOFA) została wprowadzona przez Grupę 3 w lutym 2016 roku i jest uproszczoną wersją oceny SOFA, która ma na celu identyfikację pacjentów z wysokim ryzykiem wystąpienia niekorzystnego wyniku po zakażeniu. Kryteria Systemic Inflammatory Response Syndrome (SRIS) dla określenia sepsy zastąpiono, ponieważ miały one zbyt wiele ograniczeń; według wszystkich członków Grupy 3 kryteria SIRS nie są przydatne do określenia sepsy. QSOFA znacznie usprawnia ocenę SOFA poprzez uwzględnienie tylko trzech kryteriów klinicznych. QuickSOFA może być łatwo i szybko powtarzane seryjnie u pacjentów. (114).

Ocena kliniczna	Wynik QSOFA
Hipotensja (SBP < 100 mmHg)	1
Wysoka częstość oddychania (≥ 22 oddechy/min)	1
Zmieniona świadomość (GCS ≤ 14)	1

Tableau 15: Szybki wynik SOFA

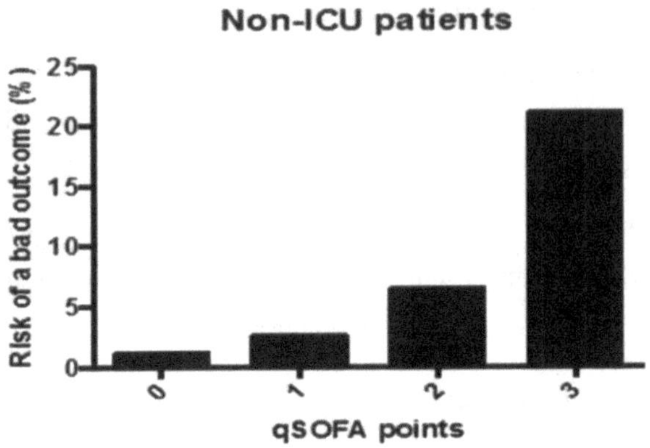

Ryzyko złego wyniku (114)

Wynik waha się od 0 do 3 punktów. Obecność 2 lub 3 punktów na początku zakażenia jest związana z wysoką śmiertelnością i/lub długotrwałym pobytem na oddziałach intensywnej terapii. Wyniki te są szczególnie istotne w przypadku pacjentów z powikłaniami zakażenia. Na podstawie tych wyników, trzeci międzynarodowy konsensus dotyczący definicji sepsy sugeruje qSOFA jako prosty i szybki sposób identyfikacji zakażonych pacjentów, u których może dojść do pogorszenia się ich stanu.

Wynik qSOFA (dla szybkiego SOFA) jest mniej dokładny, ale prostszy niż wynik SOFA. Wynik ≥ 2 pozwala zidentyfikować pacjenta z ryzykiem śmiertelności z powodu sepsy ≥ 10%.

Częstotliwość oddechów ≥ **22**

Zaburzenia wyższych funkcji (Dezorientacja, dezorientacja, **SAG<15)**

Ciśnienie krwi ≤ **100 mmHg**

Istnieją jednak ograniczenia dotyczące wykorzystania tego wyniku w służbie ratunkowej. Rzeczywiście, ostatnie badanie, choć retrospektywne, kwestionuje skuteczność qSOFA jako punktu identyfikacji pacjentów z podejrzeniem sepsy. (115)

W drugim badaniu opublikowanym w American Journal of Emergency Medicine w listopadzie 2017 r. zbadano wyniki qSOFA i SIRS u 200 pacjentów z potwierdzoną później sepsą. W tej kohorcie 94,5% pacjentów miało kryteria SIRS w porównaniu z 58,3%, którzy mieli kryteria qSOFA. Podobnie czas pomiędzy wejściem na pogotowie a uzyskaniem prawidłowej oceny był dłuższy w przypadku qSOFA (średnio 84 minuty przy medianie 29 minut) niż w przypadku SIRS (średnio 47 minut przy medianie 12 minut). (116)

4- / Wyniki reanimacji

a/- Wynik APACHE II

Punktacja APACHE II opracowana po raz pierwszy w 1985 r. przez Knaus i wsp., a następnie zmodyfikowana w 1985 r. przez tego samego autora co APACHE II to predykcyjna ocena śmiertelności i ciężkości ostrej patologii, obliczana w ciągu 24 godzin od przyjęcia pacjenta na oddział intensywnej terapii. Jego zakres wynosi od 0 do 71, z uwzględnieniem różnych parametrów klinicznych i biologicznych w chwili przyjęcia, a także wieku i terenu chorego. Nie jest on obliczany sekwencyjnie i nie ma na celu wykazania poprawy lub efektu interwencji. Jako taki nie powinien być wykorzystywany do kierowania postępowaniem medycznym. System punktacji APACHE II uwzględnia 12 zmiennych, które obejmują: (1) temperaturę ciała, (2) średnie ciśnienie tętnicze (mm Hg), (3) częstość akcji serca (HR), (4) częstość oddechową (R).R/mt), (5) natlenienie (mm Hg), (6) PH, (7) Na (mmol/l), (8) k (mmol/l), (9) kreatynina (mg/100ml), (10) hematokryt, (11) liczba leukocytów ogółem oraz (12) wynik dla śpiączki z

Glasgow. W celu wyeliminowania problemu brakujących wartości i obaw związanych z założeniem, że niezmierzona zmienna jest prawidłowa, pomiar wszystkich 12 zmiennych został wprowadzony jako obowiązkowy do stosowania APACHE II. Zarejestrowane wartości zmiennych oparte są na najbardziej obłąkanych wartościach w ciągu ostatnich 24 godzin (117, 118).

Wykazano, że potencjalna ocena systemu klasyfikacji ciężkości chorób APACHE II zapewnia obiektywną dyskryminację pomiędzy nieskomplikowanymi, skomplikowanymi i śmiertelnymi atakami ostrego zapalenia trzustki w ciągu kilku godzin od przyjęcia do szpitala (119). Badania laboratoryjne, które są niezbędne, są proste, rutynowe i łatwo dostępne. APACHE II może okazać się przydatnym dodatkiem do leczenia i badań tych pacjentów, dostarczając obiektywnych wskazań co do ostrości i możliwego wyniku ataku wkrótce po przyjęciu do szpitala. Może zatem umożliwić wczesną, nieinwazyjną selekcję pacjentów do rygorystycznej terapii obecności w badaniach klinicznych. (120). Można zatem stwierdzić, że pacjenci z przyjętym wynikiem APACHE II większym niż 10 są pacjentami wysokiego ryzyka. Chorzy ci korzystają z leczenia w OIT i warto codziennie powtarzać wyniki, aby obserwować stan kliniczny u tych chorych, identyfikować powikłania i wprowadzać zmiany terapeutyczne, a także monitorować skuteczność rozpoczynanego leczenia (121). U chorych, u których w kolejnych dniach powtarzano punktację APACHE II, obserwowano, że rosnąca punktacja przewidywała wynik powikłany lub śmiertelny, a malejąca punktacja przewidywała wynik nieskomplikowany. Dlatego też zapis dzienny skali APACHE II może być szczególnie przydatny w monitorowaniu postępów chorych, a także w podejmowaniu decyzji o czasie operacji martwicy trzustki (122). System APACHE II jest lepszy od innych systemów, takich jak Ranson, ponieważ jest to jedyny system, który bierze pod uwagę wszystkie główne czynniki ryzyka, które mają wpływ na wynik choroby, w tym ostre derangements fizjologiczne, jak również zdolność pacjenta do powrotu do zdrowia, która może być zmniejszona przez postępujący wiek lub przewlekłą chorobę (123). Kolejną zaletą jest to, że można go obliczyć bezpośrednio po przyjęciu i można go powtarzać codziennie, w przeciwieństwie do innych systemów punktacji w przypadku ostrego zapalenia trzustki. Zakres punktacji w skali APACHE II jest szeroki, co zapewnia lepsze rozprzestrzenienie się między łagodnymi i ciężkimi atakami, ponieważ różne wagi są przypisywane do coraz bardziej odbiegających od normy wartości, a nie do wszystkich lub żadnego osądu (124).

b/- Wynik Marshalla

Ten punkt ciężkości jest zalecany w zmienionej klasyfikacji Atlanty 2012 ze względu na swoją prostotę i zdolność do rozwarstwienia pacjentów w zależności od ich ciężkości i ryzyka niewydolności narządowej. W tym badaniu preferowany jest wynik SOFA, który jest bardziej odpowiedni dla pacjentów na oddziałach intensywnej terapii lub oddziałach intensywnej terapii (zbierane są kryteria takie jak stosowanie katecholaminy lub wspomaganie oddechu).

c/- Zmodyfikowany system Marshalla w ostrym zapaleniu trzustki

Klasyfikacja ostrego zapalenia trzustki

Ciężkość ostrego zapalenia trzustki jest podzielona na 3 kategorie według **klasyfikacji z Atlanty.** Zawiera ona definicje klinicznego i radiologicznego nasilenia ostrego zapalenia trzustki:

Łagodne ostre zapalenie trzustki

- charakteryzowany przez
    - brak niewydolności narządów
    - brak miejscowych lub ogólnoustrojowych powikłań
    - pacjentów, którzy:
        - są zazwyczaj wypisywane we wczesnej fazie - zwykle wypisywane w ciągu 3-7 dni od rozpoczęcia choroby
        - zazwyczaj nie wymagają obrazowania trzustki
- śmiertelność jest bardzo rzadka w tej grupie pacjentów (125)

Umiarkowanie ciężkie zapalenie trzustki

- Faza ta charakteryzuje się występowaniem przemijającej niewydolności narządowej (ustępującej w ciągu 48 h) i/lub lokalnych lub systemowych powikłań w przypadku braku trwałej niewydolności narządowej, np.
    - pobór obwodowy trzustki (objawowe powikłanie miejscowe) - powoduje przedłużające się bóle brzucha, leukocytozę i gorączkę lub uniemożliwia zachowanie zdolności do żywienia doustnego
    - objawowe powikłanie układowe - zaostrzenie choroby wieńcowej lub przewlekłej choroby płuc wywołanej ostrym zapaleniem trzustki
- Stan ten może się rozwiązać
    - pacjent może wyzdrowieć bez interwencji lub może wymagać długotrwałej opieki specjalistycznej

            - bez interwencji, np. - w przypadku przemijającej niewydolności narządów lub ostrego pobierania płynów
            - może wymagać długotrwałej specjalistycznej opieki, np. - w rozległej jałowej martwicy bez niewydolności narządów (125)

- **Poważne ostre zapalenie trzustki**
    - Pacjent z ciężkim ostrym zapaleniem trzustki ma uporczywą niewydolność narządową (>48 godzin)
        - uporczywą niewydolnością narządową może być niewydolność jednego lub wielu narządów
        - u pacjentów z uporczywą niewydolnością narządową
            - może występować jedno lub więcej lokalnych powikłań
            - jeśli nastąpi to w ciągu kilku pierwszych dni, pacjenci są narażeni na zwiększone ryzyko zgonu (zgłaszana śmiertelność wynosi od 36-50%)
                - niezwykle wysoka śmiertelność jest widoczna u pacjentów, u których rozwija się zakażona martwica

- Niewydolność narządowa, która pojawia się we wczesnej fazie, uruchamiana jest poprzez aktywację kaskad cytokinowych, co prowadzi do powstania ogólnoustrojowego zespołu odpowiedzi zapalnej (systemic inflammatory response syndrome - SIRS).
- W przypadku uporczywych SIRS istnieje zwiększone ryzyko, że zapalenie trzustki będzie powikłane przez uporczywą niewydolność

narządową. Pacjentów tych należy uznać za mających ciężkie ostre zapalenie trzustki i odpowiednio ich leczyć (126)

Trwała lub przemijająca niewydolność narządów:

- **Zmodyfikowany system Marshalla** jest używany do oceny niewydolności narządów.

układ organów	Wynik:				
	0	1	2	3	4
oddechowy (PaO2/FIO2)	>400	301-400	201-300	101-200	<=101
nerki (kreatynina w surowicy, mg/dL)	<1.4	1.4-1.8	1.9-3.6	3.6-4.9	>4.9
sercowo-naczyniowy (skurczowe ciśnienie krwi, mmHg)	>90	<90	<90	<90	<90

Tabela 16: Zmodyfikowany wynik Marshalla

- wynik 2 lub więcej w okresie ponad 48 godzin dla jednego z trzech układów narządowych definiuje się jako trwałą niewydolność narządową, natomiast jeżeli występuje ona przez mniej niż 48 godzin, określa się ją jako trwałą niewydolność narządową
- poziom ciężkości powinien być oceniany podczas procesu chorobowego i pobytu w szpitalu przy użyciu tego systemu punktacji (127)

d/Zmieniona klasyfikacja w Atlancie (2012 r.)

Pierwsza międzynarodowa klasyfikacja ostrego zapalenia trzustki o nazwie Atlanta została opublikowana w 1992 roku w celu ujednolicenia terminologii. Klasyfikacja ta została zmieniona w 2012 roku w celu uproszczenia zrozumienia i zarządzania pomiędzy różnymi specjalistami (gastroenterologami, radiologami, chirurgami, anatomo-patologami). Zalety tej nowej klasyfikacji są następujące:

Zróżnicowanie 2 typów AP: obrzękowo - śródmiąższowe i martwicze.
- Klasyfikacja w 3 klasach w zależności od stopnia nasilenia AP (łagodny, umiarkowanie poważny, poważny)
- Przedefiniowanie ewolucji w dwóch fazach: wczesnej i późnej
- Ponowne zdefiniowanie komplikacji morfologicznych widocznych na skanerze

➢ Trzyetapowy ranking ciężkości ostrego zapalenia trzustki

- **Łagodne AP**: brak niewydolności narządowej, brak powikłań miejscowych, brak powikłań ogólnoustrojowych (definiowanych jako pogarszające się współistnienie chorób): najczęstsza postać i prawie zerowa śmiertelność.
- **Umiarkowanie ciężkie AP**: przemijająca niewydolność narządowa (< 48 godzin) lub powikłanie miejscowe lub ogólnoustrojowe (jedno lub więcej)
- **Ciężka AP**: utrzymująca się niewydolność narządowa (> 48 godzin): śmiertelność od 36 do 50%. (128)

➢ Dwie fazy AP w jej ewolucyjnym stadium

Zmieniona klasyfikacja Atlanty określa dwie fazy w ewolucji AP:

1/- Faza wczesna: odpowiadająca pierwszemu tygodniowi charakteryzująca się anomaliami chorób ogólnoustrojowych związanych z zapaleniem, które mogą prowadzić do niewydolności trzewnej (oddechowej, sercowej, nerkowej itp.) ocenianej na podstawie oceny Marshalla. Jeśli niewydolność trzewna trwa krócej niż 48 godzin, jest ona określana jako przejściowa, jeśli nie jest trwała. W tym okresie nie ma związku między tymi niewydolnościami trzewnymi a anomaliami morfologicznymi trzustki. W tej fazie zapalenie trzustki uważane jest za umiarkowane, jeśli niewydolność trzewna zanika w ciągu 48 godzin lub mniej; śmiertelność jest wtedy prawie niczym.

2/- Faza późna: rozpoczynająca się po pierwszym tygodniu i trwająca tygodnie lub nawet miesiące, charakteryzująca się utrzymującą się niewydolnością trzewną lub występowaniem miejscowych powikłań. Ocena na tym etapie powinna być zarówno kliniczna jak i morfologiczna, wymagająca obrazowania w celu opisania miejscowych powikłań i pomocy w leczeniu.

➢ Lokalne powikłania zgodnie ze zmienioną klasyfikacją w Atlancie

Zrewidowana klasyfikacja w Atlancie ponownie definiuje lokalne powikłania AP jako 4 rodzaje zbiorów trzustkowych i obwodowych:

✓ APLC lub pobieranie ostrych płynów z obwodowej trzustki
✓ Pseudocysta
✓ NAC lub ostra kolekcja nekrotyczna
✓ OPN lub zorganizowana martwica trzustki.

➢ Dwa typy morfologiczne AP określone przez obrazowanie (CT) zgodnie ze zmodyfikowaną klasyfikacją atlantycką. Na podstawie kontrolnego badania TK, które w opinii ekspertów musi być wykonane co najmniej 72 godziny po wystąpieniu objawów klinicznych, najlepiej 5 do 7 dni później. (129).

W tomografii komputerowej zidentyfikowano zatem dwa rodzaje ostrego zapalenia trzustki:

1-/ Obrzękowe śródmiąższowe zapalenie trzustki:

➔ Istnieje ogniskowe lub rozproszone rozszerzenie gruczołu trzustkowego z normalnym wzmocnieniem i jednorodne lub lekko niejednorodne z powodu obrzęku.

➔ Zauważamy, że obszary peryferyjne trzustki są w normie (lub z niewielkimi oznakami stanu zapalnego, takimi jak nacieki tłuszczu lub nieznaczne wysięki).

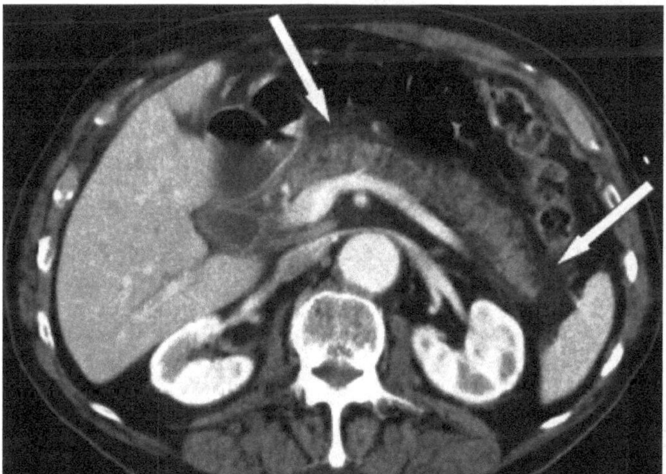

Rysunek 16: Skanograficzny obraz ostrego obrzękowego zapalenia trzustki. Niejednorodne wzmocnienie miąższu trzustki (obrzęk) i naciek tłuszczu obwodowego (brak uwidocznionego zbioru (8).

2-Nekrotyczne zapalenie trzustki z kilkoma miejscami martwicy

➔ Izolowana martwica trzustki (<5% przypadków): zakres nie wzmocniony miąższem, rozszerzenie oceniane według Baltazara (<30%; 30-50% lub >50% miąższu) lub śmiertelnie (<30% lub >30%).

➔Izolowana martwica obwodowa trzustki: (20% przypadków): obszary peryferyjne nie podwyższone, ale często w zaotrzewnowej. Rokowanie jest lepsze niż w przypadku izolowanej martwicy trzustki. ➔ Wreszcie występuje martwica mieszana (wewnątrz- i obwodowo-trzustkowa) z 75-80% martwiczym AP (129).

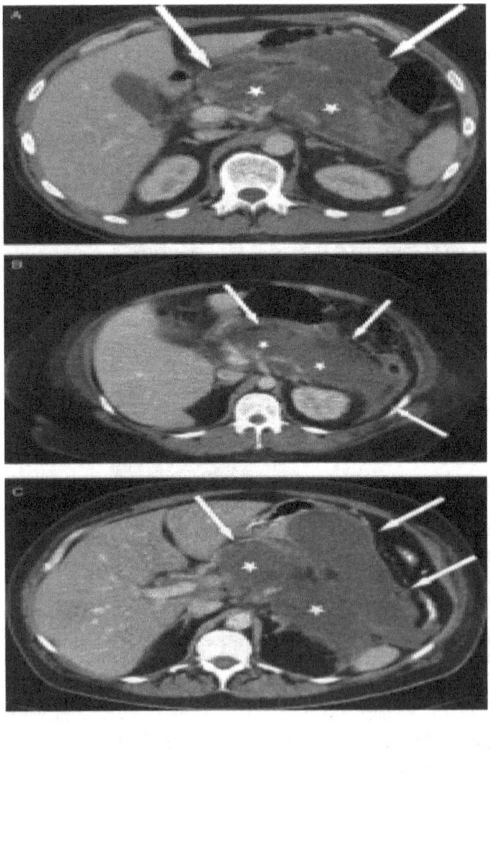

Rysunek 17: Obrazy z tomografii komputerowej mieszanych martwiczych AP. U 3 pacjentów; obecność plaż martwicy miąższowej ciała i ogona trzustki oraz ostrych martwiczych zbiorów (ANC) niejednorodnych na obszarze trzustki i peryferii (8).

XII - KOMPLIKACJE

AP śródmiąższowe jest na ogół dobrym rokowaniem, podczas gdy pacjenci z postacią martwiczą mają wyższą zachorowalność. (130). jest to kwestia lokalnych powikłań zgodnie ze zmienioną klasyfikacją z Atlanty w 2012 r.

Najważniejszym rozróżnieniem w tej klasyfikacji są zbiory ściśle płynne, a nie czysto płynne. Istnieją cztery rodzaje kolekcji, dwie wczesne (z martwicą lub bez) i dwie późne (również z martwicą lub bez). W sumie kolekcje te mogą być sterylne lub zainfekowane: (8)

➔Łagodne (płynne) kolekcje:

- APFC lub pobór ostrego płynu obwodowo-trzustkowego (wczesne < 4 tygodnie). Było to spowodowane albo zapaleniem obwodowym trzustki, albo przerwaniem wtórnego przewodu trzustkowego. APFC są płynne, nie mają widocznych ścian i często ustępują samoistnie bez nadpobudliwości infekcji.
- Pseudocysta (późne > 4 tygodnie), która jest progresją ewolucji APFC (w 10-20% przypadków). Dobrze ograniczony, jednorodny, peryferyjny zbiór płynów (bogaty w enzymy trzustkowe, ponieważ komunikują się one z przewodem trzustkowym). Najczęściej komunikacja ta jest utrudniona, a pseudocysty znikają samoistnie.

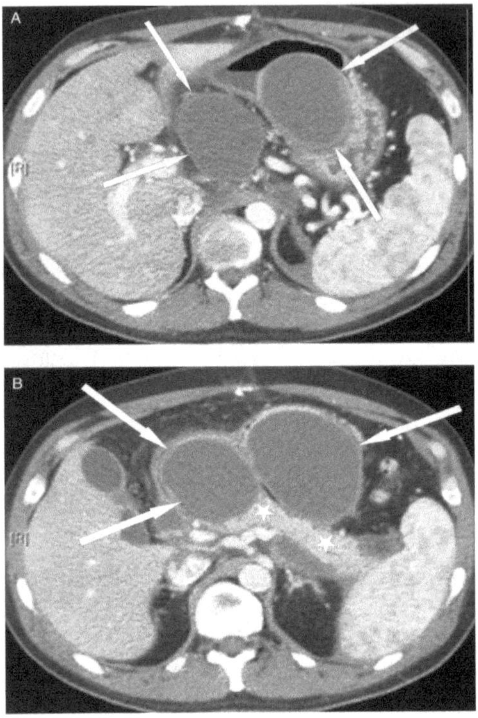

Rycina 18: Należy zwrócić uwagę na okrągłe do owalnych, nisko-tłuszczowe, jednorodne zbiory płynów z dokładnym obrzeżem wzmacniającym (białe strzałki wskazujące na granice pseudocyst), ale brak obszarów o większym osłabieniu wskazującym na składniki niepłynne. Białe gwiazdy oznaczają zwykłą trzustkę wzmacniającą

➔ Kolekcje nekrotyczne (niepłynne):

- ANC lub ostre kolekcje nekrotyczne (wczesne < 4 tygodnie). Występują one w ostrym martwiczym zapaleniu trzustki i mają mieszaną zawartość (krwotok, tłuszcz i/lub martwica), co odróżnia je od APFC (choć różnica jest trudna do rozróżnienia między tymi dwoma powikłaniami w pierwszym tygodniu). Mogą one mieć lub nie mieć żadnej komunikacji z systemem kanałów korzeniowych.
- Martwica zorganizowana trzustki = PON (pojawia się pod koniec > 4 tygodni), podejście do ewolucji ANC, które rozwijają grubą ścianę na obwodzie i tworzą kolekcje (każda kolekcja, która wydaje się zastępować miąższ trzustkowy, powinna być w tym okresie uważana

za PON). Ewolucja ta rzadko jest korzystna i wymaga chirurgicznego lub radiologicznego drenażu.

➔Powikłania charakterystyczne dla martwiczej AP

- Konsekwencje martwicy

W sumie: Jedno z badań wykazało, że u 50% pacjentów z martwicą zapalenia trzustki wystąpiły pojedyncze lub mnogie niewydolności trzewne, niezależnie od stopnia martwicy. Na poziomie lokalnym: martwica może rozprzestrzeniać się na sąsiednie organy (martwica okrężnicy lub żołądka) i powodować powikłania naczyniowe, takie jak owrzodzenia (żyła wrotna, szypułka śledziony), które są odpowiedzialne za krwotoki. (131).

- Zakażenie nekrozą

Ewolucja martwicy trzustki charakteryzuje się wysokim ryzykiem wystąpienia infekcji wtórnej. Jest to najcięższy z lokalnych powikłań i szacuje się, że ponad 80% zgonów z powodu AP można przypisać lokalnym i regionalnym powikłaniom septycznym. Zanieczyszczenie martwicy trzustki i trzustki obwodowej jest najczęściej spowodowane przez zarazki gram-ujemne pochodzenia jelitowego (Escherichia coli), ale także zarazki gram-dodatnie (Staphylococcus aureus), a nawet drożdżaki (Candida). Skażenie to jest wywoływane przez bakteryjną translokację pochodzenia kolonicznego, przez przyleganie lub przez krew. Zakażenie może wystąpić już w pierwszym tygodniu (ale jest to bardzo rzadkie), następnie ryzyko wzrasta stopniowo, by w trzecim tygodniu ewolucji rozprzestrzenić się maksymalnie. Należy podejrzewać u pacjenta, którego stan kliniczny pogarsza się (pojawienie się nowej niewydolności narządowej i klinicznego zespołu zakaźnego), i którego wskaźniki biologiczne pogarszają się. Należy zauważyć, że objawy kliniczne (gorączka i objawy niewydolności narządowej) mają w tym kontekście niską swoistość, ponieważ układowa odpowiedź zapalna związana z AP może nieprawidłowo zalecać postępującą infekcję. Obecność pęcherzyków powietrza w ruchach martwicy wykazana na skanerze jest bardzo sugestywna w przypadku super infekcji zarazkami beztlenowymi. Należy stwierdzić, że nie potwierdzono związku między zasięgiem martwicy a występowaniem superzakażenia. Ponadto, super infekcja martwicą nie prowadzi do większej niewydolności narządów niż martwica jałowa. (132)

Przydatne wydaje się również przypomnienie, że ramy czasowe dla rozpoczęcia martwicy super infekcji jest znacznie dłuższy niż dla pozostałych zakażeń w AP, jak wykazano w badaniu, które obejmowało 731 pacjentów z ostrym zapaleniem trzustki. Opóźnienie wystąpienia powikłań zostało zbadane i stwierdzono, że mediana wystąpienia zapalenia płuc lub bakteriemii wynosi 7 dni w porównaniu do 26 dni w przypadku superzakażenia martwicą. Najlepiej, aby superzakażenie martwicą zostało potwierdzone nakłuciem, zwykle wykonanym na podstawie badania USG jamy brzusznej/tK, prądu(ów) podejrzanej martwicy z posiewem na podłożu wspólnym i wykryciem infekcji grzybiczych. Zdecydowanie lepiej jest rozpocząć antybiotykoterapię po bakteryjnym zapisie zakażenia. (133).

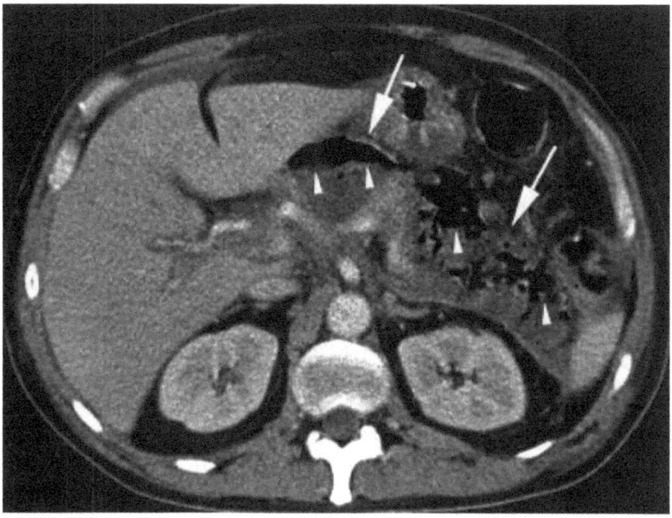

Rysunek 19: Niejednorodna, ostra martwicza kolekcja (ANC) w obszarze trzustki i peryferii trzustki (białe strzałki wskazujące na granice ANC) z obecnością pęcherzyków gazu (białe groty strzałek), zwykle patognomiczny objaw zakażenia martwicą (martwica zakażona) (8).

Klasyfikacja ta zmienia i aktualizuje definicje z Atlantyckiej klasyfikacji ostrego zapalenia trzustki. Istotną cechą jest uznanie, że ostre zapalenie trzustki jest stanem rozwijającym się, dynamicznym i że jego nasilenie może zmieniać się w trakcie trwania choroby. Wczesne stadium choroby, SIRS lub niewydolność narządowa wskazują na potencjalnie ciężką chorobę. Jeśli u pacjenta we wczesnej fazie choroby następuje szybka poprawa, bez niewydolności narządowej i bez powikłań miejscowych lub ogólnoustrojowych, choroba jest definiowana jako łagodne ostre zapalenie trzustki. Jeśli u pacjenta wystąpią powikłania miejscowe lub ogólnoustrojowe i nie wystąpią u niego trwałe powikłania narządowe, chorobę definiuje się jako umiarkowanie ciężkie ostre zapalenie trzustki. Jeśli u pacjenta wystąpi przewlekła niewydolność narządowa, chorobę definiuje się jako ciężkie ostre zapalenie trzustki i wiąże się ona z bardzo wysoką zachorowalnością i śmiertelnością. Dokładny opis miejscowych powikłań, w tym obecność płynu lub martwicy w trzustce lub w jej okolicy, przebieg czasowy progresji oraz obecność lub brak infekcji, poprawi rozwarstwienie pacjentów zarówno pod kątem opieki klinicznej w specjalistycznych ośrodkach, jak i zgłaszania badań klinicznych. (134)

➔Szczególne powikłania żółciowego ostrego zapalenia trzustki

1-Angiocholitis

Angiocholitis jest bakteryjną infekcją żółci i dróg żółciowych (CBD i dróg żółciowych wewnątrzwątrobowych). (135). Jest to rzadkie, ale poważne powikłanie ostrego żółciowego zapalenia trzustki i jedno z rzadkich wskazań do ERCP w nagłych przypadkach. (93). Najczęściej jest ono wtórne w stosunku do przeszkody, jaką stanowią główne przewody żółciowe, przez kamień "kamica" (w 90% przypadków) odpowiedzialny za zastój żółci i nadkażenie. Klinicznie charakteryzuje się następującą triadą, która odbywa się w tej kolejności w ciągu 24 do 72 godzin (triada Charcota):

*- Ból w rodzaju kolki wątrobowej

*- Wysoka gorączka (między 39 a 41°C)

*- Żółtaczka

Infekcja jest spowodowana aerobowymi zarazkami trawiennymi (E. coli, Streptococcus faecalis) lub beztlenowymi.

Objawy biologiczne to ciężkie zakażenie hiperleukocytozą, dodatni wynik posiewu krwi w czasie nagłego strachu. Istnieją podobne objawy

cholestazy: wzrost netto fosfatazy alkalicznej i sprzężonej bilirubinemii, czasami wzrost transaminaz, które szybko nawracają.
Leczenie polega na zastosowaniu antybiotykoterapii połączonej z drenażem żółci. Antybiotykoterapia powinna być ukierunkowana na co najmniej gram-ujemne pałeczki we florze jelitowej i rozszerzona w przypadku powikłań i/lub możliwych zakażeń szpitalnych. Aby zapobiec niewydolności i niewydolności nerek, konieczne jest również dostosowanie hydroelektrolityczne.
Przeszkoda (kamica), może być usunięta za pomocą chirurgii lub endoskopii. Cholecystektomia powinna być zaplanowana albo w tym samym czasie przyjęcia (operacja po 72h od przyjęcia) albo po nim.

2-Ten ostry pęcherzyk żółciowy

Ostre zapalenie pęcherzyka żółciowego jest spowodowane przedłużającym się zablokowaniem przewodu torbielowatego przez kamień. Na ogół nie ma żółtaczki, ponieważ główny przewód żółciowy na ogół nie jest dotknięty tym powikłaniem (związana z tym niedrożność żółci < 10%). Badanie kliniczne ujawnia ból, a czasami obronę prawego podwzgórza i gorączki. Pod względem biologicznym występuje hiperleukocytoza z polimorfizmem neutrofili. Konieczne jest zaburzenie funkcji wątroby lub reakcja trzustki. Należy wykonać posiewy krwi. Badanie ultrasonograficzne potwierdza

diagnoza polega na wykazaniu pogrubienia ściany pęcherzykowej > 4 mm (pojawienie się potrójnego arkusza), związanego z obecnością kamienia pęcherzykowego i poszukiwaniem objawów powikłań, takich jak ropień ściany pęcherzykowej, wysięk okołopęcherzykowy lub poszerzenie głównego przewodu żółciowego. Przejście sondy ultrasonograficznej nad pęcherzykiem zwiększa ból. Głównymi postępującymi powikłaniami ostrego zapalenia pęcherzyka żółciowego są żółciowe zapalenie otrzewnej spowodowane perforacją pęcherzykową i przetoką żółciową w dwunastnicy lub okrężnicy, która w przypadku dużych kamieni może prowadzić do żółciowego zapalenia jelita krętego. Należy zauważyć, że istnieją rzadkie przyczyny kamicy pęcherzyka żółciowego (co jest najczęstsze u pacjentów intensywnej terapii z licznymi wadami trzewnymi).

Postępowanie medyczne obejmuje odpowiednie wypełnienie naczyń krwionośnych, antybiotykoterapię w pierwszej kolejności o szerokim spektrum, ukierunkowaną na zarazki trawienne, a następnie dostosowaną do testu wrażliwości na antybiotyki, wykonywanego albo z posiewów krwi, albo z śródoperacyjnej próbki żółci z pęcherzyka żółciowego oraz leczenie bólu za pomocą środków przeciwbólowych poziomu 1 lub 2. Cholecystektomia powinna być wykonana w trybie pilnym. Nie jest konieczne "chłodzenie" zapalenia pęcherzyka żółciowego i odkładanie zabiegu na później. Jeśli kamień żółciowy w głównym przewodzie żółciowym jest związany z zapaleniem pęcherzyka żółciowego, jest on jednocześnie leczony chirurgicznie lub endoskopowo (sfinkterotomia) albo wtórnie (cholangiografia wsteczna endoskopowa), a następnie pozostawia się przewód żółciowy na miejscu. (136).

3 - Powikłania ogólne

➔ Wielosystemowy udział w ostrym zapaleniu trzustki (AP) jest odzwierciedleniem zdolności gruczołu trzustkowego do wytwarzania szeregu silnych peptydów naczynioaktywnych, hormonów i enzymów. Różne kryteria rokownicze to wczesna ocena tych derangementów metabolicznych. Patogeneza hipokalcemii, od dawna uznawana za wskaźnik nasilenia AP, jest wieloczynnikowa. Niedobór hormonu przytarczycowego (PTH)-kalcytoniny, interakcje glukagonu, gastryny i innych hormonów trzustkowych z PTH-kalcytoniną, rola wolnych kwasów tłuszczowych w wiązaniu wapnia w surowicy z albuminami, oraz translokacja jonów wapnia w mięśniach i wątrobie, zostały niedawno opisane, ale pozostają sprzeczne teorie. Jednak uhonorowana w czasie teoria tworzenia się mydła wapniowego cieszy się szeroką akceptacją. . Hiperglikemia, hipoglikemia i okazjonalna kwasica ketonowa w ostrym zapaleniu trzustki zostały dokładnie zbadane. Złożony związek przyczynowo-skutkowy między hiperlipidemią a ostrym zapaleniem trzustki wymaga dalszych badań. Wydaje się, że zaburzenia krzepnięcia są inicjowane przez aktywowaną trypsynę, a ich rola w mikrokrążeniu wydaje się stanowić jednoczącą hipotezę o głównych dysfunkcjach narządów, ale wymaga to dalszych badań. Zespół zaburzeń oddychania u dorosłych może być wynikiem działania aktywnych enzymów trawiących surfaktant płucny i/lub zakrzepicy mikronaczyniowej. Podejrzewa się, że depresja funkcji serca i wstrząs są wtórne do peptydów naczynioaktywnych, takich jak bradykinina, lub czynnik depresyjny serca, którego struktura nie została jeszcze wyjaśniona. Zmiany stężenia reninangiotensyny i powikłania nerkowe w ostrym zapaleniu trzustki są w literaturze mało znane. Występowanie umiarkowanych zaburzeń widzenia, a nawet ślepoty, u chorego z ostrym zapaleniem trzustki w wyniku zakrzepicy naczyń siatkówki jest na szczęście rzadkością. Rzadkie, ale interesujące są takie objawy, jak podskórna martwica tkanki tłuszczowej, bóle stawów i encefalopatia trzustki (137).

➔Powikłania hemodynamiczne

Ciężkie ostre zapalenie trzustki może bezpośrednio wydawać się wstrząsem naczyniowo-mózgowym ze względu na ogromne wydzielanie cytokin prozapalnych. Wstrząs może mieć również podłoże septyczne (częstość występowania bakteriemii i ciężkich pneumopatii w początkowej fazie w porównaniu do superzakażenia martwicą) lub hipowolemiczne (związane z utworzeniem trzeciego sektora).

➔ Powikłania oddechowe

U ludzi, ostre uszkodzenie płuc (ALI) i zespół ostrej niewydolności oddechowej (ARDS) w ostrym zapaleniu trzustki (AP) stanowi ważne powikłanie z wysokim wskaźnikiem śmiertelności (30-40%). Według naszej wiedzy, nie istnieją żadne kliniczne badania weterynaryjne na ten temat. Celem niniejszej pracy jest ocena powikłań płucnych w przebiegu ostrego zapalenia trzustki (AP) u psów i ich związek z wynikiem. AP rozpoznano w przypadku wystąpienia zgodnych objawów klinicznych i parametrów laboratoryjnych, nieprawidłowego testu cPL SNAP oraz dodatniego wyniku badania USG jamy brzusznej w ciągu 48 godzin od przyjęcia. U każdego pacjenta wykonano radiografię klatki piersiowej przy użyciu cyfrowej aparatury radiologicznej, w oparciu o schemat płucny (normalny, śródmiąższowy lub zębodołowy). Przy przyjęciu analizowano próbki krwi tętniczej, uzyskane z tętnicy szyjnej grzbietowej, w powietrzu pomieszczenia (FiO2=21%) (seria ABL 700, Radiometer, Dania). ALI/ARDS zostały zdiagnozowane przy użyciu obecnego konsensusu weterynaryjnego: (1) ostry początek (<72 godziny) niewydolności oddechowej (RD) (tachypnea i oddychanie pracownicze w spoczynku), (2) znane czynniki ryzyka, (3) dowody na przeciek kapilar płucnych bez choroby serca i (4) dowody na nieefektywną wymianę gazową. Psy zostały podzielone na 2 grupy w zależności od wyniku w ciągu 15 dni od przyjęcia: osoby, które przeżyły i osoby, które nie przeżyły.

Można zaobserwować różne przejawy:
*Zespół ostrej niewydolności oddechowej (ARDS): w ujęciu fizjopatologicznym jest to zmiana obrzęku spowodowana zwiększeniem przepuszczalności błony pęcherzykowej i śródmiąższowej, odpowiedzialna za konfigurację związaną:

- Wysięk w opłucnej,
- hipoksemia (PaO2/FiO2 < 200 mmHg)
- Dwustronne niedrożności pęcherzyków płucnych lub nawet biały wygląd płuc na zdjęciu RTG klatki piersiowej.

Jest to poważna komplikacja odpowiedzialna za śmiertelność na poziomie od 30 do 40%. Jego leczenie jest nadal objawowe i nie ma szczególnych cech, gdy jest spowodowane przez AP (138).

*Zdecydowany wysięk opłucnowy po lewej stronie, czasami dwustronny: reaktywny na AP lub w wyniku przetoki trzustkowo-opłucnowej.

➔Powikłania nerek
Ostra niewydolność nerek występuje w 20% przypadków, głównie z powodu mechanizmu funkcjonalnego (na prawdziwą hipowolemikę przez utworzenie trzeciego sektora lub związaną z wstrząsem wazoplegicznym). Niewydolność nerek może wówczas przynosić dochód na poziomie profilu organicznego w przypadku ostrej martwicy rurkowej o podłożu niedokrwiennym.
Częstość występowania ARF w badanej populacji wynosiła 14%, ale tylko 3,8% chorych z ostrą niewydolnością nerek (OZN) miało izolowaną niewydolność nerek. Inni chorzy mieli dodatkową niewydolność innych układów narządowych, z których 68,4% miało niewydolność

wielonarządową (MOF) przed wystąpieniem ARF. Tylko u 8,9% chorych z ARF układ nerkowy był pierwszym układem narządowym, który uległ niewydolności. Chorzy z ARF byli znacznie starsi, częściej zapadali na przewlekłe choroby (w tym na przewlekłą niewydolność nerek), najczęściej na MOF, a także na miejscowe powikłania trzustkowe w stosunku do tych z grupy z prawidłową funkcją nerek. Bezpośredni wpływ na rozwój ARF miało nasilenie ostrego zapalenia trzustki. Śmiertelność chorych z ARF wynosiła 74,7%, w porównaniu z 7,4% śmiertelnością chorych z ostrym zapaleniem trzustki i prawidłową czynnością nerek. Współistniejąca choroba przewlekła, obecność MOF i ich liczba, miejscowe powikłania trzustkowe oraz starszy wiek chorych zwiększały śmiertelność u chorych z ARF. Rokowanie u chorych z oliguryczną postacią ARF wymagającą leczenia nerkozastępczego było bardzo złe, co wskazuje na znaczenie profilaktyki ARF u chorych z ostrym zapaleniem trzustki (139).

➔Powikłania hematologiczne

Podczas ostrego zapalenia trzustki odnotowano zmiany w czynnikach krzepnięcia. Dlatego też oceniono prospektywnie związek pomiarów krzepnięcia z powikłaniami zapalenia trzustki u 35 chorych, u których wykonano 130 seryjnych profili krzepnięcia składających się z fibrynogenu, liczby płytek krwi (PC), fibrynogenu-antygenu związanego z fibrynogenem-fibryną (FR-antigen), czasu protrombinowego (PT), częściowego czasu tromboplastyny, czasu trombinowego, lizy skrzepu euglobulinowego oraz stężenia czynników II, V i VII-X. Średni początkowy poziom antygenu FR wynoszący 4,8 μg na mililitr wzrósł do 7,4 μg na mililitr w 5. dniu. U 21 chorych z łagodnym zapaleniem trzustki średnie stężenie fibrynogenu, PC, antygenu FR i PT wynosiło 329 mg na 100 ml, 361 500 na milimetr sześcienny, 5,3 μg na mililitr i 14,1 s.

Wartości te były istotnie wyższe (p < 0,05 do 0,01) u chorych z ciężkim zapaleniem trzustki i wynosiły 422 mg na 100 ml. odpowiednio 528 000 na milimetr sześcienny, 13,7 µg na mililitr i 15,5 sekundy. Ocena związku pomiarów krzepnięcia z wczesnymi objawami klinicznymi wykazała, że średnie początkowe stężenia fibrynogenu były istotnie wyższe (p < 0,05 do 0,01) u pacjentów z amylazą początkową > 1000 jednostek Somogyi procent, glutaminianem szczawiowo-octowym (SGOT) w surowicy > 250 S.F.U. procent, a początkowe 72 godzinne PAO 2 < 75 mm. Hg. Hg. Early hypoxemia also correlated (p < 0,05) with elevated initial FR-antigen levels. Hg. Early hypoxemia also correlated (p < 0.05) with elevated initial FR-antigen levels. Wczesna hipokalcemia nie korelowała z pomiarami koagulacji. Wyniki te pokazują, że podczas ostrego zapalenia trzustki dochodzi do wyraźnych zmian w parametrach krzepnięcia i są one związane z ogólną zachorowalnością. Korelacja wczesnych pomiarów krzepnięcia z poziomem amylazy oraz z dysfunkcją układu oddechowego, nerkowego i wątrobowego sugeruje, że enzymatyczna koagulacja wewnątrznaczyniowa może mieć wpływ na patogenezę tych powikłań zapalenia trzustki(140).

*- Rozpowszechniona koagulopatia wewnątrznaczyniowa (DIVC), która odpowiada systemowej i nadmiernej aktywacji koagulacji, spotykanej w różnych ciężkich ostrych stanach. Zespół ten jest definiowany przez związek anomalii biologicznych (z lub bez objawów klinicznych) kontroli nadmiernego tworzenia się trombiny i fibryny oraz nadmiernego spożycia płytek krwi i czynników krzepnięcia.

*Anemia, która występuje wtórnie i jest na ogół wieloczynnikowa (zapalna, na różne krwawienia nasilone przez koagulopatię, na niedobory witamin związane z podłożem w kontekście AP alkoholowego) (141)

Zaburzenia naczyniowe są stosunkowo częstym zjawiskiem w badaniach TK w związku z ostrym zapaleniem trzustki. Wskaźnik ciężkości TK nie jest wystarczająco dokładny w przewidywaniu niektórych z tych powikłań, ponieważ nie można ustalić statystycznie istotnej korelacji między ich występowaniem a ciężkością zapalenia trzustki. (142).

➔Powikłania trawienne

--*Erozja strumieni martwicy...

Są to wrzody, a nawet perforacje dwunastnicy, żołądka, gradobicia, kolki lub dróg żółciowych. Podobnie mogą wystąpić wewnętrzne przetoki brzuszne lub przetoki łączące się z opłucną lub skórą.

Ostre zapalenie trzustki jest sporadycznie związane ze zmianą w jelicie grubym, zgłaszana częstość występowania wynosi 1-15% wśród przypadków dorosłych (143, 145). Taka zmiana towarzysząca wykazuje szerokie spektrum, w tym czynnościowe jelito kręte, mechaniczne jelito kręte z powodu ucisku otaczającego, niedokrwiennej martwicy i tworzenia przetoki. Najczęstszym objawem jest jelito kręte, które na radiogramie płaskim jest postrzegane jako "znak odcięcia jelita grubego". Niedokrwienna martwica i tworzenie się przetoki jelita grubego powodujące ostre zapalenie trzustki jest rzadkie (143 144, 145).

*Zespół komory brzusznej

Jest to bardzo poważne powikłanie ostrego zapalenia trzustki z wysoką zachorowalnością i śmiertelnością. Definiuje się je jako zwiększone ciśnienie wewnątrzbrzuszne związane z wieloraką niewydolnością wielotrzustkową, łączącą ostrą oligo-anuryczną niewydolność nerek, niedokrwienie krezki, cytolizę wątroby, zaburzenia krążenia i zaburzenia oddychania spowodowane uciskiem płuc. Wynika ona z połączenia obrzęku trzewnego, przepływów martwicy i odruchowego zespołu okluzyjnego jelita krętego. Rozpoznanie stawia się poprzez pomiar ciśnienia wewnątrzbrzusznego, które w zasadzie dobrze odzwierciedla ciśnienie wewnątrz pęcherza moczowego (wartość uważana za patologiczną większą niż 15 mmHg). Postępowanie jest najpierw objawowe lecznicze, a następnie chirurgiczne w przypadku niepowodzenia działań medycznych (operacja dekompresyjna). (146). Optymalny czas i metoda interwencji inwazyjnych, jak również ich wpływ na wyniki kliniczne powinny być poddawane dalszej ocenie. Sugeruje się ograniczenie stosowania środków uspokajających, płynów i leków wazoaktywnych w celu osiągnięcia celów resuscytacyjnych przy dolnej granicy normy. Głęboka sedacja i paraliż mogą być konieczne do ograniczenia nadciśnienia wewnątrzbrzusznego, jeśli wszystkie inne nieoperacyjne metody leczenia, w tym przezskórny drenaż płynu dootrzewnowego, są niewystarczające, przed wykonaniem chirurgicznej dekompresji brzucha.

➔ Niewydolność trzustki

Niewydolność trzustki, czy to endokrynologiczna czy egzokrynna, może komplikować ostre zapalenie trzustki (podczas gdy częściej występuje w przewlekłym zapaleniu trzustki), niezależnie od stopnia nasilenia lub przyczyny choroby, wieku, płci i liczby ataków. Egzokrynna niewydolność trzustki (poprzez brak wydzielania enzymów trzustkowych) powoduje sterylizację i umiarkowaną utratę masy ciała. Niedoczynność stolca skutkuje wyraźnym, żwawym, bardzo śmierdzącym, pływającym i tłustym stolcem. Jego rozpoznanie polega na oznaczeniu elastazy kałowej-1 (na korzyść niewydolności egzokrynnej trzustki, jeżeli < 200µg/g), którą można uzupełnić dawką markerów żywieniowych (witaminy A, D, E, B9, B12, żelazo i magnez) w surowicy w celu poszukiwania niedoborów wywołujących niedożywienie. (147). Niewydolność endokrynologiczna trzustki odpowiada występowaniu cukrzycy, która jest głównie powikłaniem przewlekłego zapalenia trzustki (występuje w 30% przypadków przewlekłego zwapnienia trzustki). Przy postępującej instalacji częściej występują zwapnienia. Cukrzyca tego typu szybko staje się insulinozależna i często jest powikłana wystąpieniem ciężkiej hipoglikemii (z powodu bezwzględnego niedoboru glukagonu często związanego z zaburzeniami wchłaniania i żywienia towarzyszącymi niewydolności egzokrynnej) (148).

➔Objawy neuropsychiatryczne

Encefalopatia trzustki jest poważnym powikłaniem, które zostało zgłoszone z częstotliwością od 3 do 30%, i jest klinicznie charakteryzuje się zaburzeniami pomylenia i spatio-temporal confusion, że średnia w ciągu dwóch tygodni od rozpoznania MRI znajduje nieprawidłowe sygnały w materii białej i patologiczne badania wykazują rozproszone demielinizacji mózgu. Dokładna etiopatogeneza pozostaje nieznana do dnia dzisiejszego. (149). Należy ją odróżnić od encefalopatii Gayeta-Wernicke'a, (jest to ostry, odwracalny nagły przypadek neuropsychiatryczny spowodowany utratą tiaminy. Pilne i odpowiednie zastąpienie tiaminy jest konieczne, aby uniknąć śmierci lub progresji do zespołu Korsakoffa z w dużej mierze nieodwracalne uszkodzenie mózgu), co dzieje się później w ewolucji AP, w wyniku długiego okresu postu i żywienia pozajelitowego jest słaba w witaminy B1 (tiamina) lub z powodu przewlekłego etylizmu. (150)

➔Objawy skórne

Uszkodzenia skóry są wyjątkowe i objawiają się jako obrzęk podskórny, bolesny, rumieniowaty i rozproszony. Są to zmiany panniculitis czasami związane z uszkodzeniami stawów w ramach cytosteatonekrozy układowej lub choroby Webera Christiana. Ostre zapalenie trzustki jest jedną z chorób chirurgicznych, które okazjonalnie prezentują objawy skórne. Pomimo rzadkości i ograniczonej wartości diagnostycznej tych wskazań dermatologicznych, ich obecność zawsze wymagała uwagi i wyjaśnienia. W 1889 roku Hansemann doniósł, że widział 2 przypadki ostrego zapalenia trzustki, w których na ciele pojawiła się erupcja morbilliform. Ta zmiana koloru utrzymywała się po śmierci, a próbki z autopsji skóry w każdym przypadku wykazywały podskórną martwicę tłuszczu. Halsted, w 1901 roku, skomentował swoistą sinicę obserwowaną u pacjenta podczas ataku ostrego zapalenia trzustki. Żółtaczka notowana jest od wielu lat. Objawy skórne ostrego zapalenia trzustki wskazują na burzliwy przebieg choroby i złe rokowanie. Dzisiaj ciężkość ostrego zapalenia trzustki ocenia się za pomocą skomplikowanych wyników oraz kosztownych i inwazyjnych procedur obrazowania. Objawy skórne, jeśli są poszukiwane, są natychmiast widoczne po badaniu fizycznym. (151)

➔Rozważania diagnostyczne

Rozpoznanie pacjentów z ciężkim ostrym zapaleniem trzustki tak szybko, jak to możliwe, jest krytyczne dla osiągnięcia optymalnych wyników.

Oprócz schorzeń wymienionych w diagnozie różnicowej, inne problemy, które należy wziąć pod uwagę, to m.in:

- Ostre zapalenie otrzewnej
- Makroamylasemia
- Makrolipasemia

- Zespoły wadliwego wchłaniania/procesy
- Wiskoza perforowana

➔Diagnostyka różnicowa

- Ostre niedokrwienie śródmięśniowe
- Zespół ostrej niewydolności oddechowej (Acute Respiratory Distress Syndrome)
- Bakteryjne zapalenie płuc
- Cholangitis
- Cholecystitis
- Przewlekłe zapalenie trzustki
- Rak pułkownika (Colon Cancer)
- Zapalenie płuc wywołane przez Wspólnotę (WPR)
- Nowoczesne leczenie zapalenia żołądka i jelit
- Kamienie żółciowe (kamienie żółciowe)
- Rak żołądka
- Zespół jelita drażliwego (IBS)
- Przeszkoda w jelicie grubym
- Zawał mięśnia sercowego
- Rak trzustki
- Pseudocysty trzustkowe
- Choroba wrzodowa
- Wirusowe zapalenie wątroby
- Pęknięty tętniak aorty brzusznej (lub pękający).

XIII- POSTĘPOWANIE TERAPEUTYCZNE

Celem farmakoterapii jest złagodzenie bólu i zminimalizowanie powikłań. Obecnie nie stosuje się żadnych leków specjalnie w leczeniu ostrego zapalenia trzustki. Terapia jest przede wszystkim wspomagająca i obejmuje dożylne (IV) nawodnienie płynów, środki przeciwbólowe, antybiotyki (w ostrym zapaleniu trzustki) oraz leczenie powikłań metabolicznych (np. hiperglikemia i hipokalcemia). Leczenie łagodnego ostrego zapalenia trzustki jest stosunkowo proste, jednak chorzy z ciężkim ostrym zapaleniem trzustki wymagają intensywnej opieki medycznej.

1-Miejsce opieki nad pacjentem z AP

Hospitalizacja jest normalną regułą dla każdego PA z powodu braku zaleceń dotyczących wcześniejszego powrotu do domu (prowadzone są rzadkie badania mające na celu ocenę możliwości wcześniejszego powrotu do domu łagodnych PA śródmiąższowych). W przypadku łagodnego AP, pacjent może opuścić szpital po ustąpieniu bólu i wznowieniu diety doustnej, ale ocena etiologiczna musi zostać rozpoczęta w przypadku braku przyczyny. W przypadku wystąpienia objawów ciężkiego ostrego zapalenia trzustki, chory powinien być leczony na oddziale intensywnej terapii. Wskazaniami zachowanymi do przeniesienia na OIT są chorzy z ciężkimi postaciami, zwłaszcza gdy wymagane są zabiegi interwencyjne, takie jak endoskopia (endoskopia ultradźwiękowa, ERCP), radiologia lub chirurgia. W przypadku ciężkiego ostrego zapalenia trzustki chory powinien być przyjęty i kierowany na oddziale intensywnej terapii. Wskazania do przeniesienia na oddział intensywnej terapii to chorzy z ciężką postacią choroby, zwłaszcza gdy wymagane są zabiegi interwencyjne, takie jak endoskopia (endoskopia ultradźwiękowa, ERCP), radiologia lub zabiegi chirurgiczne.

Ogólnie rzecz biorąc, pacjenci z niewydolnością narządową (dokładnie określoną przy użyciu jednego z ustalonych kryteriów lub systemów punktacji) potrzebują pilnego przeniesienia do OIT. W związku z tym przeniesienie pacjentów z przejściową niewydolnością narządową do trzeciego ośrodka medycznego lub oddziału intensywnej terapii może być zbędne. Niemniej jednak, aby potwierdzić uporczywą niewydolność narządową, musi być ona udokumentowana przez ponad 48 h.(152) Autorzy wytycznych IAP/APA wykorzystali wytyczne Society for Critical Care Medicine jako podstawę do przypomnienia, że wskazania do przejścia reanimacyjnego były następujące: (86)

- Puls < 40 lub > 150/min;
- Skurczowe ciśnienie krwi < 80 mmHg lub średnie ciśnienie <60 mmHg lub ciśnienie rozkurczowe > 120 mmHg
- Częstotliwość oddechu > 35/min;
- Natremia < 110 lub > 170 mmol/L ;
- Kalaemia < 2 mmol/L lub > 7 mmol/L ;
- PaO2 < 50 mmHg ;
- PH < 7,1 lub > 7,7 ;
- Glukoza we krwi > 44,4 mmol/L ;
- Kalkaemia > 3,75 mol/l ;
- Anuria ;
- Śpiączka;
- Trwałe SIRS...

2-Traktowanie żółciowego AP

Ewolucja większości żółciowego AP jest spontanicznie korzystna w ciągu kilku dni i tylko problem zapobiegania nawrotom jest podnoszony. Około 20% żółciowego AP ewoluuje do cięższych postaci i angiocholitis jest związane w 10% przypadków.

Arsenał terapeutyczny jest bardzo bogaty w zarządzanie BP. Składa się on ze środków medycznych, narzędziowych i chirurgicznych.

a/ Endoskopowa Retrograde Cholangio-Pankreatoskopia i Endoskopowa Sfinkterotomia (ES)

Wszystkie najnowsze opublikowane wytyczne dotyczące postępowania z żółtaczką AP obejmują angiocholitis i żółtaczkę obturacyjną (cholestyczną) jako jedyne wyraźne wskazania zatwierdzone przez ERCP z endoskopową sfinkterotomią w nagłych przypadkach. Są to jedyne przypadki, w których ekstrakcja obliczeń musi zostać przeprowadzona szybko ze względu na możliwą do przewidzenia złą ewolucję. (153). jednogłośnie zalecono również, aby nie przeprowadzać ERCP w trybie nagłym w przypadku łagodnego żółciowego zapalenia dróg żółciowych (konieczny może być bi-MRI lub echo endoskopia), aby uniknąć inwazyjnego ERCP poprzez wykazanie pustki w głównym przewodzie żółciowym). W odniesieniu do poważnych żółciowych zapaleń dróg żółciowych nie osiągnięto jednak dotychczas wyraźnego konsensusu. (154).

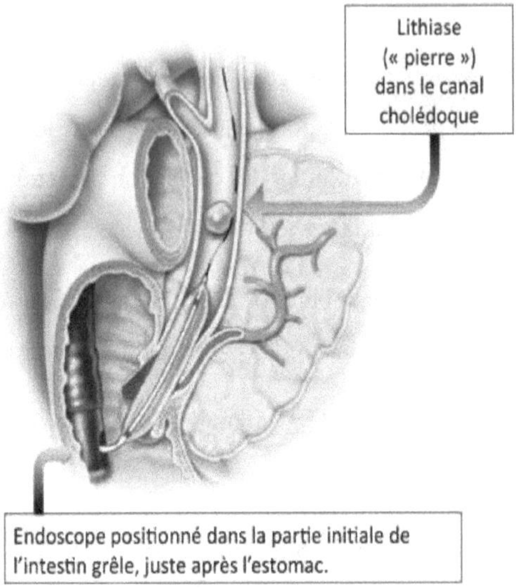

Rycina 20: Endoskopowa Retrograde Cholangio-Pancreatoscopy z zasadą endoskopowej sfinkterotomii z ekstrakcją kamienia z głównego przewodu żółciowego (CBD).

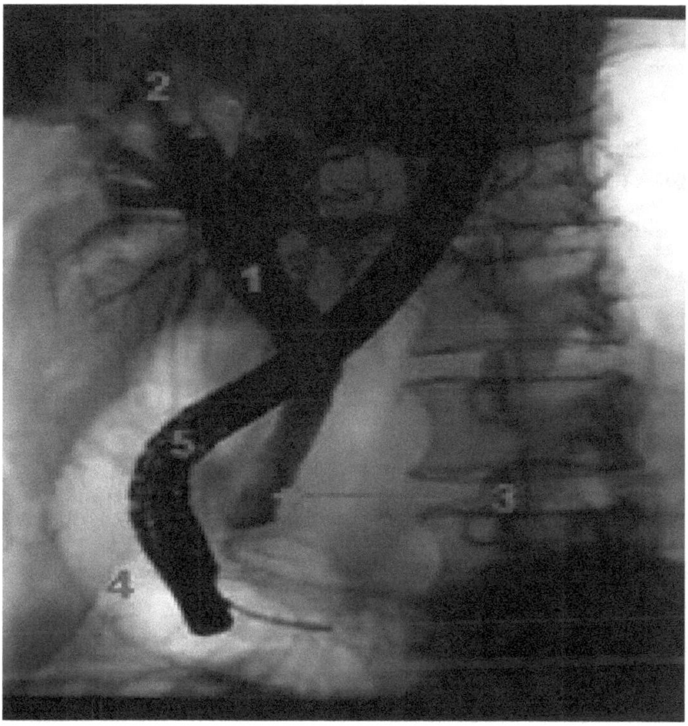

Rycina 21: Endoskopowa cholangio-pankreatografia wsteczna (ERCP) z kamicą głównego przewodu żółciowego (CBD).

1. Kanał żółty (CBD).
2. Wewnątrzwątrobowe drogi żółciowe
3. Litezja choledokinowa
4. Duodenum
5. Endoskop.

b/ Główny czas chirurgiczny = Cholecystektomia

Cholecystektomia jest niezbędna w celu uniknięcia ryzyka nawrotów w każdym AP żółciowym (BAP). Należy ją wykonać, gdy tylko pozwoli na to stan kliniczny pacjenta (podczas tej samej hospitalizacji, jeśli jest to łagodne AP, zdalnie w przypadku ciężkiego AP). (155)

*W przypadku łagodnego AP żółciowego: cholecystektomia metodą laparoskopową jest systematycznie zalecana podczas tej samej hospitalizacji. Istotnie, 8 badań kohortowych i jedno badanie z randomizacją opisujące blisko 1000 pacjentów wykazało, że częstość nawrotów powikłań żółciowych (nowego AP żółciowego, angiocholitu, zapalenia pęcherzyka żółciowego lub kolki wątrobowej) w ciągu 90 dni od niecholecystektomii była istotnie większa (18% vs. 0%; $p < 0{,}001$). (156).

*W przypadku ciężkiego żółciowego AP zalecenia są jasne, należy opóźnić cholecystektomię do momentu ustąpienia przepływów zapalnych lub zorganizowania przepływów martwiczych (średnio 3 do 6 tygodni po ciężkim epizodzie BAP). Rzeczywiście, w tej sytuacji cholecystektomia jest zagrożona, zwiększona przez trudności proceduralne, które mogą prowadzić do urazu dróg żółciowych lub super infekcji martwicy. W tej sytuacji albo pozostawiamy pacjenta na kilka tygodni pod wyłącznym żywieniem dojelitowym, pozwalając na regresję zjawisk zapalnych, albo proponujemy ERCP z sfinkterotomią na zimno w celu zezwolenia na powrót do zdrowia poprzez ograniczenie ryzyka nawrotu choroby. Badanie retrospektywne wykazało, że w ciężkim BAP, gdy cholecystektomię wykonywano na odległość, zmniejszało to ryzyko wystąpienia sepsy, powikłań cholecystektomii i czasu trwania hospitalizacji. (157). Cholecystektomia nie może być osiągnięta i może być wyjątkowo zastąpiona samą endoskopową sfinkterotomią u pacjentów z dużą zachorowalnością i ryzykiem operacji, u pozostałych pacjentów cholecystektomia powinna być przeprowadzana systematycznie. (43).

Nie ma obecnie zgody co do bezpieczeństwa wykonywania cholecystektomii u pacjentów z łagodnym zapaleniem trzustki w ciągu 48 do 72 godzin po przyjęciu do szpitala. Istnieje niewiele dobrze zaplanowanych badań obserwacyjnych i tylko jedno randomizowane badanie kliniczne, które wykazało znaczne zmniejszenie czasu pobytu w szpitalu (7 do 4 dni), bez zwiększenia częstości powikłań i śmiertelności. Zgodnie z niektórymi modelami analizy i decyzji, strategia ta mogłaby zmniejszyć koszty związane z wydłużeniem pobytu w szpitalu i poprawić jakość życia tych pacjentów bez narażania ich bezpieczeństwa(158).

c/ **Postępowanie w** kamicy żółciowej wspólnej (CBD):

W przypadku kamicy głównego przewodu żółciowego (CBD) można zaproponować dwie strategie terapeutyczne:

1- Leczenie "wszystkie chirurgiczne" (pęcherzyk żółciowy i CBD):

➔ Laparoskopia: cholecystektomia i laparoskopowe badanie CBD (do ekstrakcji kamicy)

➔Poprzez operację otwartą (laparotomia) : cholecystektomia i badanie CBD (do ekstrakcji obliczeń)

2- Leczenie mieszane: chirurgiczne + endoskopowe (ERCP przed lub po cholecystektomii)

Kamica żółciowa jest jedną z głównych przyczyn ostrego zapalenia trzustki, a ostre zapalenie trzustki wywołane przez galmon jest bezwzględnym wskazaniem do przeprowadzenia cholecystektomii (i choledochotomii, w razie potrzeby). Nie ma jednak zgody co do terminu tej interwencji chirurgicznej. Jeden z RCT twierdzi, że im wcześniejsza operacja jest wykonywana po wystąpieniu zapalenia, tym bardziej jest ona korzystna, podczas gdy inny RCT proponuje opóźnienie operacji po ustąpieniu procesu zapalnego. W drugim RCT (Level 1b) porównano wcześniejszą operację (w ciągu 72 h od przyjęcia do szpitala) z operacją opóźnioną, a wyniki sugerowały, że korzystniejsza jest wcześniejsza operacja. Otwarta choledochotomia lub sfinkterotomia (zalecane jest chirurgiczne usunięcie kamieni CBD) w krajach zachodnich, a w Japonii nie ma przekonujących dowodów potwierdzających zastosowanie awaryjnego ERCP/ES u pacjentów z ciężkimi przypadkami. Obecnie uważa się, że wskazania do zastosowania ERCP/ES w nagłych przypadkach powinny być ograniczone do pacjentów podejrzanych o przedłużającą się niedrożność dróg żółciowych, objawiającą się występowaniem lub zaostrzeniem żółtaczki, oraz do pacjentów powikłanych zapaleniem dróg żółciowych. Różne inne techniki poza ERCP/ES są stosowane do drenażu dróg żółciowych i są powszechnie akceptowane (159).

Autorzy metaanalizy opublikowanej w 2013 r. przez grupę Cochrane'a stwierdzili, że istnieje równoważność między chirurgicznym leczeniem głównych dróg żółciowych metodą laparoskopową a leczeniem endoskopowym (ERCP) w przypadku kamicy. Operacja otwarta (coraz rzadziej spotykana przy uogólnieniu laparoskopii) pozwoliła na uzyskanie lepszego oczyszczenia głównych dróg żółciowych niż endoskopia (6% vs. 16%, P = 0,0002 OR 0,36; CI95%: 0,21 do 0,62). (114)

d/ Leczenie obumierającego AP

Ostre martwicze zapalenie trzustki stanowi 10% przypadków ostrego zapalenia trzustki (AP) i jest związane z większą śmiertelnością i zachorowalnością. Nekroza w ciągu pierwszych 4 tygodni od zachorowania definiowana jest jako ostra martwicza kolekcja (acute necrotic collection, ANC), natomiast zamurowana martwica trzustki (walled off pancreatic necrosis, WOPN) rozwija się po 4 tygodniach od zachorowania. Zainfekowany lub objawowy WOPN wymaga drenażu. W leczeniu martwicy trzustki odchodzi się od otwartej nekrosektomii, ponieważ wiąże się ona z wysoką zachorowalnością, na rzecz technik mniej inwazyjnych. W niniejszym opracowaniu podsumowujemy aktualne postępowanie i terapie w ostrym martwiczym zapaleniu trzustki.

Kluczowe znaczenie ma wczesne rozpoznanie i ścisłe monitorowanie pacjentów dotkniętych chorobą. Leczenie polega na agresywnej reanimacji płynów dożylnych, zwalczaniu bólu oraz jak najwcześniejszym wprowadzeniu żywienia dojelitowego. Podczas gdy jałowa martwica może ustąpić przy zastosowaniu powyższych środków zachowawczych, zakażona martwica wymaga dalszej interwencji. Kolekcja jest klasyfikowana zgodnie z klasyfikacją Revised Atlanta. ANC odpowiada kolekcjom, które mają mniej niż 4 tygodnie bez kapsułki, natomiast WOPN są kolekcjami zamkniętymi. Wskazania do drenażu lub nekrosektomii tych kolekcji obejmują podejrzenie infekcji lub kolekcję objawową (161)

W przypadku martwicy trzustki należy przez okres od 4 do 6 tygodni stosować wyłącznie sztuczne żywienie dojelitowe, aby umożliwić dobre gojenie się trzustki i ograniczyć występowanie powikłań. Wskazanie do stosowania żywienia pozajelitowego jest wyjątkowe (niekontrolowane wymioty).

1- Kiedy należy operować martwicę po operacji?

Zgodnie z najnowszymi zaleceniami, bez względu na podejście (chirurgiczne, radiologiczne i endoskopowe), bezsprzecznymi wskazaniami do nekrosektomii są:

- Podejrzenie kliniczne lub wykazanie zakażenia martwicą u pacjenta, u którego stan kliniczny pogarsza się, najlepiej gdy martwica jest zorganizowana (opóźnienie > 4 tygodnie).
- Pojawienie się niewydolności trzewnej kilka tygodni po wystąpieniu AP, na zorganizowanej martwicy.
- Inne rzadkie wskazania to zespół komory brzusznej, niekontrolowane krwawienie, niedokrwienie krezki, niedrożność żołądka, jelit lub dróg żółciowych związana z masą martwiczą. (86)
- W przypadku podejrzenia jałowej martwicy: najnowsze zalecenia określają, że większość pacjentów z jałową martwicą nie powinna być operowana, z wyjątkiem rzadkich powikłań (niedrożność otaczającego organu przez martwicę, pęknięcie trzustki) (162).
- W przypadku podejrzenia zakażenia martwicą: (obecność pęcherzyków powietrza w martwicy, które wskazują na infekcję beztlenową lub perforację przewodu pokarmowego, która systematycznie powoduje nadmierne zakażenie martwicą): jest to zawsze wskazówka interwencyjna.
- Nakłucie igłą do martwicy nie jest już potrzebne (stan kliniczny, biologia i obrazowanie są wystarczającymi predyktorami infekcji), ale jest nadal najczęściej praktykowane dla celów badań bakteriologicznych.

Jeśli chodzi o czas interwencji, w jednym z badań porównano dwie grupy pacjentów z martwiczym AP, pierwszą grupę otrzymującą wczesną operację (<72h po przyjęciu) i drugą otrzymującą późniejszą operację (ponad 12 dni po przyjęciu). Wyniki wykazały, że wczesna nekrosektomia była odpowiedzialna za większą śmiertelność u tych pacjentów w porównaniu z zastosowaniem leczenia chirurgicznego w ostateczności. Zgodnie z najnowszymi zaleceniami International Association of

Pancreatology (IAP), operacja nie powinna być wykonywana przed 14. dniem progresji martwiczej AP i tylko w przypadku podejrzenia zakażenia, tak późno jak to możliwe, aby umożliwić organizację pobrania martwiczego (163).

2 - Jaka jest strategia leczenia martwicy AP?

Zalecana strategia polega na rozpoczęciu od przezskórnego drenażu radiowego lub endoskopowego, a następnie, w razie potrzeby, zabiegu operacyjnego. Ogólną ideą jest pozostawienie czasu na zorganizowanie martwicy. To progresywne podejście "step-up" (od mniej inwazyjnego do bardziej inwazyjnego) od samego początku okazało się lepsze od chirurgii w badaniu randomizowanym z 2010 r. opublikowanym w New England Journal of Medicine. Podejście retroperitoneal approach powinno być preferowane. Wszystko to zależy w dużym stopniu od topografii zmian i lokalnych możliwości interwencji i wymaga wielodyscyplinarnej dyskusji pomiędzy chirurgami, gastroenterologami, endoskopistami i radiologami interwencyjnymi. (117)

e/ Ogólne zabiegi stosowane w odniesieniu do AP

3-Adjustowanie i korekcja stanu hydrolitycznego

W celu zmniejszenia ryzyka wystąpienia SIRS i skrócenia czasu pobytu w szpitalu na OIT należy wcześnie rozpocząć hydroelektrolityczną korekcję i podać ją masowo (w ciągu pierwszych 24 godzin po przyjęciu na pogotowie ratunkowe), a w większym stopniu w przypadku AP śródmiąższowego niż w przypadku AP martwiczego. Rozszerzenie pojemności wodnej jest nadal istotne w ciężkim AP, ponieważ często towarzyszy mu stan wstrząsu. (164).

Proponowanym rozwiązaniem jest mleczan Ringera; byłoby ono bardziej skuteczne w zapobieganiu SIRS niż roztwór soli fizjologicznej. (165). Szybkość wlewu powinna być szybka (5-10 ml/kg/h) bez przekraczania 4000 ml/24h (w celu dostosowania do czynności serca i nerek pacjenta). (7) Granica objętości jest jednak niepewna, ponieważ w badaniu japońskim wykazano, że w pierwszych 24 godzinach leczenia nawadnianie dużą ilością płynu (objętość > 1,5 litra). 6000ml/24h) było odpowiedzialne za znaczne zmniejszenie śmiertelności u pacjentów z ciężkim AP. (166).

Skuteczność re-elektrolitycznej re-equilibracji ocenia się na podstawie następujących parametrów hemodynamicznych (częstość akcji serca < 120/min, średnie ciśnienie tętnicze (MAP) pomiędzy 65 a 85 mmHg) oraz na podstawie diurezy (wydatek moczu > 0,5-1 ml/kg/h). Biologicznie hematokryt powinien być utrzymywany na poziomie od 35 do 45%. W tym przypadku samo dostosowanie hydroelektrolityczne nie zapobiega wystąpieniu martwicy trzustki, ale wcześnie rozpoczęte zmniejsza wskaźniki niewydolności narządowej, SIRS oraz zachorowalności i śmiertelności. (167).

Leczenie 4-symptomatyczne

W ostrym zapaleniu trzustki recepty na leki przeciwbólowe nie powinny być zwykle wydawane na boki, ponieważ ból jest zazwyczaj silny i nie do zniesienia. Powinny być one dostosowane do natężenia bólu (etap I, II lub III) i powinny być podawane dożylnie, w celu przestrzegania postu. Recepty na leki przeciwwymiotne mogą być łączone w przypadku mdłości (wywołanych przez samą AP lub przez leki przeciwbólowe II i III fazy). Zapobieganie zespołowi odstawienia alkoholu (którego końcowym stadium jest delirium). Tremens jest ważny również u pacjentów z przewlekłym tłem alkoholowym. Polega ona głównie na leczeniu farmakologicznym benzodiazepinami, takimi jak diazepam (valium®). W przypadku braku objawów odstawiennych, dawka może być stopniowo zmniejszana w ciągu kilku dni, zgodnie z organizacją zaproponowaną przez Francuskie Towarzystwo Alkohologiczne: diazepam 10 mg 4 razy dziennie przez 2 dni, następnie 3 razy, 2 razy i 1 raz dziennie, odpowiednio w 3. 4. i 5. dniu leczenia. (168). Związane z tym środki to nawadnianie (pacjenci alkoholowi często są odwodnione), podawanie witaminy B1 (tiamina) w celu zapobiegania encefalopatii Gayet-Wernicke'a, a także witaminy B6 (pirydoksyna) i B9 (foliany). (169) Reasumując, nie ma zainteresowania mierzeniem poziomu witaminy B1 i B6 w osoczu. Badanie laboratoryjne jest niewiarygodne, a ryzyko przedawkowania jest prawie zerowe, a więc sugeruje się uzupełnienie każdego przewlekłego pacjenta z alkoholem etylowym, ponieważ niedobory są bardzo częste w tego rodzaju populacji i stosunek korzyści do ryzyka jest na korzyść suplementacji. (170).

f/ Zabiegi i procedury, które nie powinny być już przepisywane

1-Tuba nosowo-żołądkowa

Wprowadzenie rurki nosowo-żołądkowej (NG) jest powszechną, a nawet systematyczną praktyką w wielu służbach po rozpoznaniu ostrego zapalenia trzustki, jednak nie ma ono znaczenia tylko w przypadku wymiotów niewymuszonych i musi zostać wycofane i odwołane po ustąpieniu wymiotów (rzadko są one ciężkie i długotrwałe, zwłaszcza w przypadku łagodnego lub umiarkowanego AP). Rzeczywiście, systematyczne wkładanie rurki NG wydłuża czas na wznowienie odżywiania doustnego i wznowienie tranzytu, a zatem czas trwania hospitalizacji bez korzyści dla pacjenta.

2- Nadużywanie antybiotyków w ostrym zapaleniu trzustki

Antybiotykoterapia systematyczna nie jest zalecana w profilaktyce powikłań infekcyjnych w AP. Najnowsze międzynarodowe rekomendacje IAP 2012 są oparte na ostatniej meta-analizie, obejmującej 14 randomizowanych badań i 841 pacjentów. Wykazała ona, że stosowanie profilaktyki antybiotykowej nie poprawiło przeżywalności (RR 0,74 [95% CI 0,50-1,07]), nie zmniejszyło występowania zakażeń przepływów martwicy (RR 0,70 [95% CI 0,46-1,06]), nie zmniejszyło ryzyka operacji (RR 0,93 [95% CI 0,72-1,20]) u chorych z ciężkim AP. (171)

Jest to szczególnie ważna sprawa, ponieważ znaczna liczba pacjentów jest leczona bez żadnych wskazań mikrobiologicznych lub dowodów na zakażenie bakteryjne, co prowadzi do selekcji zarazków, które są szkodliwe nie tylko dla pacjenta, ale także dla bakterii ekologicznych. Ponadto, w większości przypadków trudno jest odróżnić zespół zapalny, który występuje u każdego pacjenta z ciężkim AP od prawdziwego zespołu zakaźnego. Podkreśla to znaczenie wiedzy o tym, jak pobierać próbki martwicy, jeśli jest to konieczne do potwierdzenia zakażenia. (86).

W przypadku udowodnionej infekcji martwicą, przepisana antybiotykoterapia musi mieć dobrą penetrację trzustki. Perspektywiczne badanie kliniczne oceniające zdolność penetracji 10 antybiotyków do tkanki trzustki wykazało, że cząsteczkami o najlepszej dyfuzji tkankowej i najlepszej skuteczności na zarazki obecne w martwicy są imipenem, cyprofloksacyna iloxacin. (172).

Wtórna infekcja martwicą trzustki, która ma wystąpić od momentu przeniesienia bakterii z jelita, jest jednym z najbardziej śmiertelnych powikłań ostrego zapalenia trzustki. W kilku badaniach, w których nie wykazano zmniejszonej infekcji martwicą trzustki, zastosowano profilaktyczne antybiotyki. Dlatego też międzynarodowe wytyczne dotyczące postępowania w ostrym zapaleniu trzustki stwierdzają, że antybiotyki powinny być stosowane wyłącznie w leczeniu powikłań infekcyjnych, a profilaktyka antybiotykowa nie jest zalecana. (173).

3-Systematyczne stosowanie PPI w ostrym zapaleniu trzustki

Terapia inhibitorem pompy protonowej (PPI) powoduje hipergastinemię, która może sprzyjać rozwojowi i progresji raka trzustki. W związku z tym celem niniejszego badania było zbadanie związku między ekspozycją na IPP a ryzykiem wystąpienia raka trzustki.

Badanie wykazało zwiększone ryzyko wystąpienia raka trzustki u osób stosujących IPP oraz podkreśliło konwencjonalne czynniki ryzyka wystąpienia raka trzustki. Nasze wyniki mogą pomóc lekarzom w ocenie ryzyka i korzyści płynących z terapii PPI: IPP powinny być przepisywane w jak najmniejszej dawce skutecznej w jak najkrótszym okresie czasu u pacjentów z odpowiednimi wskazaniami. Dodatkowe badania i wspólne badania podstawowe są niezbędne do potwierdzenia i dalszego scharakteryzowania naszych wyników. (174)

Analizy w podgrupie wykazały, że istnieje istotny związek między stosowaniem IPP a rakiem trzustki w grupach niskiego ryzyka, w tym u osób, które były kobietami, prowadziły zdrowy tryb życia i nie miały wywiadu o cukrzycy lub przewlekłym zapaleniu trzustki.

Rak trzustki jest chorobą wysoce śmiertelną, głównie z powodu późnej diagnozy i/lub wczesnych przerzutów. (175) Ponieważ obecnie nie istnieje żaden standardowy program badań przesiewowych pacjentów wysokiego ryzyka, rozpoznanie potencjalnych czynników ryzyka, jak również konwencjonalnego ryzyka, jest ważne z epidemiologicznego punktu widzenia. W tym dużym badaniu populacyjnym znaleźliśmy pozytywny związek między ekspozycją na IPP a ryzykiem wystąpienia raka trzustki, który był silny w subpopulacjach niskiego ryzyka. Mechanizm, dzięki któremu IPP zwiększa ryzyko wystąpienia nowotworów żołądkowo-jelitowych, polega na zastosowaniu hormonu żołądkowego, który stymuluje wzrost komórek nabłonkowych i zapobiega apoptozie (176).

4- Leki przeciwkrzepliwe stosowane w ostrym zapaleniu trzustki.

Pacjenci stosujący ogólnoustrojową antykoagulację mieli mniejsze szanse na wystąpienie ostrego zapalenia trzustki, mniejszą śmiertelność i lepsze wyniki w porównaniu z pacjentami, którzy nie stosowali ogólnoustrojowej antykoagulacji, wykazały wyniki dużej analizy retrospektywnej.

Patogeneza ostrego zapalenia trzustki (AP) jest złożona, kontynuowała i reprezentuje sekwencję odrębnych i powiązanych ze sobą zdarzeń patologicznych. "Zarówno dane dotyczące zwierząt, jak i badania na ludziach wykazały, że ostre zapalenie trzustki jest stanem nadkrzepliwym", powiedziała. "Hipotezujemy, że koagulacja odgrywa ważną rolę w rozwoju zapalenia trzustki."

Pierwotnym wynikiem była szansa wystąpienia AP u pacjentów przyjmujących układową antykoagulację, w porównaniu z tymi, którzy jej nie przyjmowali. Wtórnym wynikiem była śmiertelność, zachorowalność, długość pobytu w szpitalu oraz łączne koszty i opłaty za hospitalizację (177).

5- Rola postu w ostrym zapaleniu trzustki

Oryginalne leczenie ostrego zapalenia trzustki jest w większości przypadków wspomagające i polega na podawaniu leków doustnie w połączeniu z dożylną reanimacją płynną i analgezją. Nawet jeśli w ostrym zapaleniu trzustki często występują niedobory żywieniowe, terapia żywieniowa - doustna lub przez podawanie rurki NG - od dawna miała mieć negatywny wpływ na rozwój choroby. Ponad kilka badań opublikowano w celu określenia optymalnego czasu, programu i rodzaju żywienia doustnego w ostrym zapaleniu trzustki. Pokazują one, że szybkie karmienie z zastosowaniem stałej diety jest bezpieczne, nieszkodliwe i może skrócić czas pobytu w szpitalu. Nie stwierdzono zwiększonego ryzyka ponownego wprowadzenia nietolerancji pokarmowej, ponownego pojawienia się choroby lub innych działań niepożądanych związanych z bardziej aktywnym protokołem żywienia. W przypadku łagodnego i ciężkiego ostrego zapalenia trzustki wytyczne ESPEN zalecają, aby po ustąpieniu zatoru wylotowego żołądka i opanowaniu problemów można było podjąć agresywne próby karmienia doustnego. W zależności od przebiegu klinicznego żywienie może być przekształcone w lekki pełny reżim i nie ma wyraźnej potrzeby stopniowej ewolucji do regularnej pełnej diety według Niemieckiego Towarzystwa Medycyny Żywieniowej we współpracy ze szwajcarskimi, austriackimi i niemieckimi towarzystwami w ich S3- Wytycznych.

Kilka badań zostało ukierunkowanych na uregulowanie optymalnego czasu, harmonogramu i rodzaju żywienia doustnego w ostrym zapaleniu trzustki. Pokazują one, że stabilizacja poziomu enzymów trzustkowych nie jest warunkiem wstępnym do rozpoczęcia doustnego odżywiania. Pozwolenie pacjentowi na wybór momentu rozpoczęcia ponownego odżywiania doustnego niezależnie od poziomu enzymów w surowicy jest najbardziej odpowiednim wyborem. Co więcej, wczesne karmienie może skrócić czas pobytu w szpitalu. Nadal wydaje się, że nie ma zgody co do definicji "wczesnego karmienia". Spożycie doustne zazwyczaj odbywa się przy klarownych płynach, a następnie twardych, niskotłuszczowych posiłkach z rosnącą zawartością kalorii przez okres 3-6 dni wydaje się nie mieć żadnych korzyści w porównaniu ze zwykłymi lekkimi pokarmami. Wczesne doustne karmienie pokarmem o stałej diecie może wtedy przynieść lepsze rezultaty i jest bezpieczne dla pacjentów z łagodnym i umiarkowanym ostrym zapaleniem trzustki. Niemniej jednak, najdokładniejsze badanie z randomizacją nie wykazało przewagi wczesnego ponownego odżywiania nad karmieniem na żądanie pacjentów (2), gdy pacjenci czują się gotowi do regularnego przyjmowania pokarmów doustnych. Żadne z wcześniej opublikowanych badań nie wykazało zwiększonego ryzyka nietolerancji pokarmowej lub innych przeciwstawnych środków związanych z dalszym aktywnym protokołem karmienia. Ograniczone badania określają, że suplementacja enzymów trzustkowych w momencie rozpoczęcia doustnego karmienia może być pomocna w zapobieganiu nawrotom bólu, ale konieczne są dalsze badania w celu potwierdzenia tej ewentualnej korzyści. (178).

6- Systematyczne nadużywanie tomografii komputerowej przy przyjmowaniu do AP

Udowodniono, że wiele oddziałów ratownictwa medycznego stosuje wczesne badania TK jamy brzusznej, nawet jeśli rozpoznanie AP można ustalić wyłącznie na podstawie kryteriów klinicznych i biologicznych. Rzeczywiście, badanie Ultra Sound (US) na oddziale ratunkowym wykazało, że spośród 101 pacjentów, u których zdiagnozowano AP, 88% mogło zrobić bez obrazowania w celu ustalenia diagnozy, a spośród 63 pacjentów, którzy mieli obrazowanie tylko jeden pacjent miał martwiczą AP.

Konferencja konsensusu w Atlancie określiła tylko 3 wskazania do wykonania tomografii komputerowej od samego początku:

1- W przypadku wątpliwości diagnostycznych z innymi nagłymi przypadkami w obrębie jamy brzusznej (perforacja wrzodu dwunastnicy, zapalenie otrzewnej, zapalenie uchyłków, zawał krezki...)

2- W przypadku braku odpowiedzi na leczenie wstępne lub pogorszenia stanu klinicznego

3- W przypadku silnego PA od początku (kryteria przyjęcia SIRS). (7)

Wskazaniem do powtórzenia badania TK podczas rozwoju AP jest niepoprawienie lub pogorszenie stanu klinicznego lub gdy przewiduje się zabieg interwencyjny. Wreszcie, w przypadku wystąpienia ostrego zapalenia trzustki w kontekście znanego przewlekłego zapalenia trzustki, wykonanie tomografii komputerowej przy każdym ataku nie jest interesujące przy braku oznak nasilenia. (72).

XIV- WYTYCZNE DOTYCZĄCE OSTREGO ZAPALENIA TRZUSTKI

1-ACG Wytyczne

W 2013 r. American College of Gastroenterology (ACG) wydał wytyczne dotyczące leczenia ostrego zapalenia trzustki (AP), a także następujące (179)

- Ponieważ AP można zwykle zdiagnozować na podstawie objawów klinicznych i badań laboratoryjnych, tomografia komputerowa o zwiększonym kontraście (TK) i/lub rezonans magnetyczny (MRI) trzustki powinny być wykonywane tylko w przypadku braku poprawy klinicznej lub gdy rozpoznanie jest niepewne.
- Ocena stanu hemodynamicznego chorego powinna odbywać się ściśle po jego przedstawieniu, a zdarzenia resuscytacyjne powinny być inicjowane w miarę potrzeb.
- Pacjenci z zespołem ogólnoustrojowej odpowiedzi zapalnej (SIRS) i/lub z niewydolnością narządową powinni, jeśli jest to prawdopodobne, zostać przyjęci na oddział intensywnej terapii (OIT) lub do placówki opieki tymczasowej.
- Wszyscy pacjenci powinni uzyskać masywne nawodnienie, chyba że zabraniają tego współistniejące choroby układu krążenia i/lub nerek; agresywne nawodnienie dożylne (IV) jest najbardziej skuteczne w ciągu pierwszych 12-24 godzin, a jego podanie po tym czasie może przynieść niewielkie korzyści.

- W ciągu 24 godzin od przyjęcia chorzy z jednoczesnym ostrym zapaleniem dróg żółciowych powinni wykonać endoskopową cholangiopankreatografię wsteczną (ERCP); u chorych wysokiego ryzyka należy zmniejszyć ryzyko ciężkiego zapalenia trzustki po ERCP poprzez zastosowanie po zabiegu doodbytniczych niesteroidowych leków przeciwzapalnych (NLPZ) czopków i/lub stentów przewodów trzustkowych.

- Wytyczne popierają przeciwdziałanie nawykowemu stosowaniu profilaktycznych antybiotyków w przypadkach ciężkiego ostrego zapalenia trzustki i/lub jałowej martwicy; niemniej jednak interwencja u pacjentów z zakażoną martwicą może być opóźniona poprzez stosowanie antybiotyków, które nie przedostają się do tkanki martwiczej.

- W łagodnych przypadkach ostrego zapalenia trzustki bez nudności i wymiotów można natychmiast rozpocząć żywienie doustne; w ciężkich przypadkach należy stosować żywienie dojelitowe, aby uniknąć powikłań infekcyjnych, a także unikać żywienia pozajelitowego.

- Niemniej jednak, ze względu na wielkość zmiany, jej umiejscowienie i/lub rozszerzenie, interwencja nie jest wymagana w przypadku bezobjawowej martwicy trzustki i/lub pozatrzustkowej i/lub pseudocyst.

- Drenaż chirurgiczny, radiologiczny i/lub endoskopowy u stabilnych pacjentów z zainfekowaną martwicą powinien być zawieszony (w miarę możliwości na 4 tygodnie), aby umożliwić dojrzewanie ściany wokół martwicy.

Wytyczne 2-AGA

Wytyczne dotyczące rocznej analizy wzrostu gospodarczego na rok 2018 (początkowe zarządzanie AP)

W marcu 2018 roku Amerykańskie Towarzystwo Gastroenterologiczne (American Gastroenterological Association, AGA) opublikowało wytyczne dotyczące wstępnego leczenia ostrego zapalenia trzustki (AP). (180). Są one przedstawione poniżej.

- Do rozpoznania AP potrzebne są co najmniej dwie z następujących cech: typowy ból brzucha; biochemiczny objaw zapalenia trzustki (tj. amylaza lub lipaza podwyższona > **3-krotnie w stosunku do** górnej granicy normy; i/lub radiologiczne wskazanie zapalenia trzustki na obrazie przekrojowym.

- Prezentacje AP występują w zakresie klinicznym i mogą być uznane za łagodne, umiarkowanie ciężkie lub ciężkie, w oparciu o aktualną, zmienioną klasyfikację Atlanty.

- Większość przypadków AP (około 80%) jest łagodna, z jedynie zmianami śródmiąższowymi trzustki bez powikłań miejscowych lub ogólnoustrojowych.

- Umiarkowanie ciężkie zapalenie trzustki charakteryzuje się przejściowymi powikłaniami miejscowymi lub ogólnoustrojowymi albo przejściową niewydolnością narządową (< 48 godzin), a ciężkie AP jest związane z utrzymującą się niewydolnością narządową.

- Nekrotyczne zapalenie trzustki rozważa się na podstawie obecności martwicy trzustki i/lub martwicy obwodowej trzustki i jest ono naturalnie widoczne u pacjentów z umiarkowanie ciężkim lub ciężkim AP.

- Istnieją dwie nakładające się na siebie fazy AP, wczesna i późna. Wczesna faza AP ma miejsce w pierwszych 2 tygodniach po wystąpieniu choroby, a późna faza może trwać od tygodni do miesięcy.
- U pacjentów z AP, AGA proponuje przeciwdziałanie stosowaniu płynów hydroksymetyloskrobiowych (HES).
- U pacjentów z przewidywanym ciężkim AP i martwiczym AP, AGA zaleca przeciwdziałanie stosowaniu profilaktycznych antybiotyków.
- U chorych z ostrym żółciowym zapaleniem trzustki i brakiem zapalenia dróg żółciowych AGA sugeruje przeciwdziałanie rutynowemu stosowaniu rutynowej endoskopowej cholangiopankreatografii wstecznej (ERCP).
- U pacjentów z AP, AGA zaleca wczesne (w ciągu 24 godzin) karmienie doustne jako tolerowane, a nie utrzymywanie pacjenta w stanie zerowym na os (NPO).
- U pacjentów z AP i niezdolnością do żywienia doustnego, AGA zaleca żywienie dojelitowe, a nie pozajelitowe.
- U pacjentów z przewidywanym ciężkim lub martwiczym zapaleniem trzustki, potrzebujących żywienia dojelitowego, AGA zaleca podawanie dożylne drogą nosowo-żołądkową lub nosowo-junową.

- U pacjentów z ostrym żółciowym zapaleniem trzustki AGA zaleca wykonanie cholecystektomii podczas pierwszego przyjęcia, a nie po wypisie.
- U pacjentów z ostrym alkoholowym zapaleniem trzustki AGA zaleca krótką interwencję alkoholową przy przyjęciu.

Wytyczne 3-WSES

W czerwcu 2019 roku World Society of Emergency Surgery (WSES) opublikowało zaktualizowane wytyczne dotyczące postępowania w przypadku ciężkiego ostrego zapalenia trzustki. (181). Ich zdecydowane zalecenia zostały podsumowane poniżej.

Stopień ciężkości

➔Zalecenia dla klasy 1C

- Ciężkie ostre zapalenie trzustki jest związane z utrzymującą się niewydolnością narządów (sercowo-naczyniowych, oddechowych i/lub nerkowych) oraz wysoką śmiertelnością. Oba nowe systemy klasyfikacji, Zrewidowana Klasyfikacja w Atlancie i Klasyfikacja ostrego zapalenia trzustki oparta na czynnikach determinujących, są podobne w ustalaniu diagnozy i ciężkości ostrego zapalenia trzustki.
- Pacjenci z utrzymującą się niewydolnością narządową z zainfekowaną martwicą mają najwyższe ryzyko zgonu.
- Pacjenci z niewydolnością narządową powinni być w miarę możliwości przyjmowani na oddział intensywnej terapii (OIT).

➔Diagnostyczne parametry laboratoryjne

- Wartość graniczna amylazy i lipazy w surowicy jest zwykle definiowana jako trzykrotność górnej granicy.
- Poziom hematokrytu powyżej 44% stanowi niezależny czynnik ryzyka martwicy trzustki (zalecenie 1B).

➔Obrazowanie

- Zalecenia dla klasy 1C

- Przy przyjęciu należy wykonać ultrasonografię (USG) w celu określenia etiologii ostrego zapalenia trzustki (żółciowego).

- Gdy istnieje niepewność, tomografia komputerowa (TK) daje lepsze wskazania na obecność lub brak zapalenia trzustki.

- Ocenić wszystkich pacjentów z ciężkim ostrym zapaleniem trzustki z tomografią komputerową z podwyższonym kontrastem (CE-CT) lub rezonansem magnetycznym (MRI). Optymalny czas na pierwszą ocenę TK-CT wynosi 72-96 godzin po wystąpieniu objawów.

- Należy rozważyć wykonanie MR Cholangiopankreatografii (MRCP) lub endoskopowej ultrasonografii w celu wykrycia małych kamieni żółciowych wspólnych u pacjentów o niezidentyfikowanej etiologii.

➔Obrazowanie kontrolne (wszystkie zalecenia klasy 1C)

- W przypadku ciężkiego ostrego zapalenia trzustki (wskaźnik ciężkości tomografii komputerowej $\geq$ 3), po 7-10 dniach od pierwszej tomografii komputerowej wyznacza się kolejny skan CE-CT.

- Dalsze badania CE-CT są zalecane tylko wtedy, gdy stan kliniczny pacjenta pogarsza się lub pogarsza się w celu wykazania trwałej poprawy, lub w przypadku przeglądu agresywnej interwencji.

➔Interwencja chirurgiczna

Następne są propozycje interwencji chirurgicznej (wszystkie klasy zaleceń IC):

- Jako kontinuum w metodzie progresywnej po zabiegach okulistycznych/endoskopowych z tymi samymi wskazaniami
- Zespół komory brzusznej
- Ostre, ciągłe krwawienie, gdy zawodzi taktyka wewnątrznaczyniowa.
- Niedokrwienie jelita grubego lub ostre martwicze zapalenie pęcherzyka żółciowego podczas ostrego zapalenia trzustki
- Przetoka jelita grubego rozciągająca się na obrzeżach trzustki

Poniżej przedstawiono wskazania do rozwoju endoskopowej cholangiopankreatografii wstecznej (ERCP):

- Rutynowe ERCP z ostrym żółciowym zapaleniem trzustki nie jest określone (zalecenie klasy 1A).
- U pacjentów z ostrym żółciowym zapaleniem trzustki i zapaleniem dróg żółciowych wyznacza się ERCP (zalecenie 1B).

➔Strategie chirurgiczne obejmują następujące elementy:

- Zainfekowana martwica trzustki: Drenaż przezskórny jako leczenie pierwszego rzutu (podejście step-up) odracza leczenie chirurgiczne na bardziej odpowiedni czas lub powoduje całkowite ustąpienie zakażenia u 25-60% pacjentów; zaleca się go jako leczenie pierwszego rzutu (zalecenie klasy 1A).

- Minimalnie inwazyjne zabiegi chirurgiczne (przezżołądkowa endoskopowa nekrosektomia, zaotrzewnowe usuwanie obrzęków [VARD]): Powodują one mniejszą pooperacyjną niewydolność nowych narządów, ale wymagają dalszych interwencji (zalecenie 1B).
- Śmiertelność: Nie ma wystarczających dowodów na poparcie otwartego zabiegu chirurgicznego, mini-inwazyjnego lub endoskopowego (rekomendacja 1B).

➔Rozważania na temat czasu wykonania cholecystektomii obejmują następujące zagadnienia:

- Laparoskopowa cholecystektomia przez cały czas przyjmowania indeksu jest proponowana w łagodnym ostrym żółciowym zapaleniu trzustki (zalecenie klasy 1A).
- Po wykonaniu ERCP i sfinkterotomii w trakcie przyjęcia indeksu, ryzyko nawrotu zapalenia trzustki jest zredukowane; ta sama wstępna cholecystektomia jest nadal zalecana ze względu na większe ryzyko wystąpienia dodatkowych powikłań żółciowych (zalecenie 1B).

➔Otwarty brzuch

Rozważania dotyczące operacji otwartego jamy brzusznej obejmują następujące zagadnienia:

- Lekarze klinicyści powinni uważać, aby nie przesadzać z reanimacją pacjentów z wczesnym stadium ciężkiego ostrego zapalenia trzustki i nie dokonywać zwyczajowo pomiaru ciśnienia wewnątrzbrzusznego (zalecenie klasy 1).
- Należy unikać otwartego brzucha, jeśli można zastosować inne strategie łagodzące lub leczące ciężkie nadciśnienie wewnątrzbrzuszne (IAH) w ciężkim ostrym zapaleniu trzustki (zalecenie klasy 1).
- Zaleca się nie używać otwartego brzucha po nekrosektomii w przypadku ciężkiego ostrego zapalenia trzustki (z wyjątkiem ciężkich mandatów IAH z otwartym brzuchem jako praktyki obowiązkowej) (zalecenie klasy 1).
- Sugeruje się, aby nie przeprowadzać debride lub podjąć wczesną nekrosektomię w przypadku konieczności rozpoczęcia wczesnego otwarcia brzucha z powodu zespołu komory brzusznej lub niedokrwienia trzewnego (zalecenie klasy 1A).
- W leczeniu otwartego brzucha zaleca się stosowanie podciśnieniowej terapii otrzewnowej (zalecenie 1B).

➔Czas zamknięcia jamy brzusznej (zalecenie 1B stopnia)

Wczesne ostateczne zamknięcie powięzi i/lub brzucha powinno być podejściem stosowanym w leczeniu otwartego brzucha po ustaniu wszelkich potrzeb związanych z bieżącą resuscytacją, ostatecznym rozciągnięciu kontroli źródła, braku obaw dotyczących żywotności jelit, braku konieczności dodatkowych badań chirurgicznych i braku obaw związanych z zespołem komory brzusznej: -èu

XV- 10 PRZYKAZAŃ DOTYCZĄCYCH OSTREGO ZAPALENIA TRZUSTKI (182)

1- Przestań dozować amylazę.

2- Nie róbcie tomografii komputerowej za każdym razem, gdy dochodzi do zapalenia trzustki, jeśli nie ma oznak nasilenia.

3- Rurka żołądkowa jest bezużyteczna lub nawet szkodliwa przy braku obfitych wymiotów.

4- Stosowanie kwaśnych środków przeciwzakrzepowych w żołądku powinno być zabronione u pacjentów bez owrzodzenia w wywiadzie bez niewydolności trzewnej.

5- Ocena stopnia ciężkości opiera się na gromadzeniu prostych informacji klinicznych, biologicznych i radiologicznych, które na ogół są łatwe do uzyskania.

6- Profilaktyczna antybiotykoterapia nie jest uzasadniona (nawet szkodliwa).

➔ Jeśli podejrzewa się zakażenie martwicą, należy użyć wszelkich środków, aby to udowodnić.

➔W przypadku udowodnionej infekcji, należy jak najlepiej osuszyć i podać odpowiednie antybiotyki.

7- **Rozważać** sztuczne odżywianie tylko w przypadku ciężkiego zapalenia trzustki.

- W tym przypadku należy go podać w trybie pilnym (<48 godzin po wystąpieniu objawów) drogą żołądkową.

8- Jedynym wyraźnie potwierdzonym wskazaniem do endoskopowej sfinkterotomii w nagłych przypadkach jest angiocholitis.

9- **Poszukaj** i zbadaj najczęstsze przyczyny: przewlekły alkoholizm i kamica żółciowa.

- Wszystkie bezalkoholowe, nieżółciowe AP są pochodzenia nowotworowego, dopóki nie zostanie udowodnione, że jest inaczej.

Poszukiwanie innych przyczyn powinno zależeć od kontekstu.

10 Pankreato-MRI może podkreślić znaczną liczbę przewodowych przyczyn ostrego zapalenia trzustki, szczególnie TIPMP.

Références

1- NIH Publication No. 08-1596 July 2008niddk.nih.gov. 16 sierpnia 2012 r. . Odzyskane 1 marca 2015...

2- Paul Georg Lankish MD, Minoti Apte PhD, Peter A Banks MD. Ostre zapalenie trzustki. 2015. Lancet. 386 (9988): 85–96. .

3- BADANIA BADAŃ STUDYCZNYCH I ZAGROŻENIA URAZOWE, Kolaboranci. (8 października 2016 r.). Lancet. 388 (10053): 1545–602.

4- T; Aslanian, HR; Farrell, J; Jamidar, PA (grudzień 2014 r.). "Przewlekłe zapalenie trzustki, kompleksowy przegląd i aktualizacja. Część I: epidemiologia, etiologia, czynniki ryzyka, genetyka, patofizjologia i cechy kliniczne". Choroba-miesiąc : DM. **60**(12): 530–50.

5- 1. Krishna SG, Kamboj AK, Hart PA, Hinton A, Conwell DL. The Changing Epidemiology of Acute Pancreatreatitis Hospitalizations : A Decade of Trends and the Impact of Chronic Pancreatitis. Pancreas. avr 2017 ; 46(4):4828-.

6- 2. Yadav D, Lowenfels AB. Trendy w epidemiologii pierwszego ataku ostrego zapalenia trzustki: przegląd systematyczny. Pancreas. nov 2006;33(4):32330-.

7- oparte na dowodach IAP/APA wytyczne dotyczące postępowania w przypadku ostrego zapalenia trzustki. Pancreatology. juill 2013;13(4, Suplement 2):e115-.

8- Banks PA, Bollen TL, Dervenis C, Gooszen HG, Johnson CD, Sarr MG, et al. Classification of acute pancreatitis-2012: revision of the Atlanta classification and definitions by international consensus. Gut. BMJ group. janv 2013;62(1):102

9- Shinagare AB, Ip IK, Raja AS, Sahni VA, Banks P, Khorasani R. Stosowanie TK i MRI u pacjentów z ostrym zapaleniem trzustki. Abdom Imaging. févr 2015; 40(2):272-7.

10- Kuo DC, Rider AC, Estrada P, Kim D, Pillow MT. Ostre zapalenie trzustki: Jaki jest wynik? J Emerg Med. juin 2015;48(6):762-70.

11-. Valverde-López F, Matas-Cobos AM, Alegría-Motte C, Jiménez-Rosales R, Úbeda Muñoz M, Redondo-Cerezo E. BISAP, RANSON, mleczan i inne biomarkery w przewidywaniu ciężkiego ostrego zapalenia trzustki w kohorcie europejskiej. J Gastroenterol Hepatol. sept 2017 ;32(9):1649-56.

12- Loveday BP, Srinivasa S, Vather R, Mittal A et al. High Quantity and Variable Quality of Guidelines for Acute Pancreatitis: A Systematic Review. The American Journal of Gastroenterology. 2010 lipiec;105(7):1466-76.

13- Ostre zapalenie trzustki - SNFGE.org - Francuskie stowarzyszenie medyczne zajmujące się hepato-gastroenterologią i onkologią przewodu pokarmowego [Internet]. [Dostęp 28 sierpnia 2018]...

14-. Consensus Conference: Acute Pancreatitis - Clinical and Biological Gastroenterology Vol 25, No 2 - February 2001 p. 177-192

15- Busnardo AC, DiDio LJ, Tidrick RT, Thomford NR. Historia trzustki. Am Journal Surg 1983; 146:539-50.

16- Jakob Suckale, Michele Solimena, Lab and Review Suckale Solimena2008. Granice w Bioscience

17- Personel Blausen .com (2014). "Galeria medyczna Blausen Medical 2014". Wiki Journalof Medecine

18- OpenStax College. Anatomia i fizjologia. 19 czerwca, 2013.

19- Frossard JL. Trypsin Activation Peptide (TAP) w ostrym zapaleniu trzustki: Z .

Pathophysiology to Clinical Usefulness. Journal of the Pancreas 2001; 2(2):69-77.

20- Norman J. Rola Cytokin w patogenezie ostrego zapalenia trzustki. Am J Surg.janv 1998;175(1):76-83.

21- Lerch MM, Halangk W. Ludzkie zapalenie trzustki i rola cathepsin B. Gut. BMJgroup. sept 2006 ;55(9):1228-30.

22- Wang G-J, Gao C-F, Wei D, Wang C, Ding S-Q. Ostre zapalenie trzustki: Etiologia i powszechna patogeneza. World J Gastroenterol. mars 2009;15(12):1427-30.

23-. Sah RP, Dawra RK, Saluja AK. Nowe spojrzenie na patogenezę zapalenia trzustki. Curr Opin Gastroenterol. sept 2013;29(5):523-30.

24- Bhatia M, Wong FL, Cao Y, Lau HY, Huang J, Puneet P, et al. Pathophysiology of Acute Pancreatitis. Pancreatology. 2005;5(2-3):132-44.

25- Sendler M, Maertin S, John D i in. Aktywność katepsyny B inicjuje apoptozę poprzez aktywację proteazy trawiennej w komórkach akinarowych trzustki i eksperymentalne zapalenie trzustki. J Biol Chem. juill 2016; 291(28): 14717-14731.

26- Norman J. Rola Cytokin w patogenezie ostrego zapalenia trzustki. Am J Surg. janv 1998;175(1):76-83.

27- Frossard J-L, Steer ML, Pastor CM. Ostre zapalenie trzustki. Lancet. Janv 2008;371 (9607):143-52.

28- Spanier BWM, Dijkgraaf MGW, Bruno MJ. Epidemiologia, etiologia i skutki ostrego i przewlekłego zapalenia trzustki:

Aktualizacja. Best Practices Res Clin Gastroenterol. Févr 2008;22 (1):45-63.

29- Aurelia Lugea, Andreas Gerloff, Hsin-Yuan Su, Zhihong Xu, Ariel Go, Cheng Hu, Samuel W. French, Jeremy S. Wilson, Minoti V. Apte, Richard T. Waldron, i Stephen J. Pandol· Kombinacja alkoholu i dymu papierosowego indukuje endoplazmatyczny stres resocjalizacyjny i śmierć komórek w komórkach akinaracyjnych trzustki. Gastroenterologia. 2017 Dec; 153(6): 1674-1686.

30- Yadav D, Lowenfels AB. Epidemiologia zapalenia trzustki i raka trzustki. *Gastroenterologia*. 2013 Jun. 144(6):1252-61.

31- Peery AF, Dellon ES, Lund J, et al. Burden of gastrointestinal disease in the United States: Aktualizacja 2012. *Gastroenterologia*. 2012 r. 143(5):1179-1187.e3.

32- Singla A, Csikesz NG, Simons JP, et al. National hospital volume in acute pancreatitis: analysis of the Nationwide Inpatient Sample 1998-2006. *HPB (Oxford)*. 2009 Aug. 11(5):391-7..

33- Krishna SG, Kamboj AK, Hart PA, Hinton A, Conwell DL. Zmieniająca się epidemiologia ostrego zapalenia trzustki hospitalizacje: dekada trendów i wpływu przewlekłego zapalenia trzustki. *Trzustka*. 2017 Apr. 46(4):482-8.

34- Banki PA. Epidemiologia, historia naturalna i prognozy wyników leczenia w ostrym i przewlekłym zapaleniu trzustki. *Endoskopia przewodu pokarmowego*. 2002 Dec. 56(6 suppl):S226-30.

35- Morinville VD, Barmada MM, Lowe ME. Rosnąca częstość występowania ostrego zapalenia trzustki w amerykańskim pediatrycznym ośrodku opieki zdrowotnej: czy większa świadomość wśród lekarzy jest za to odpowiedzialna? *Trzustka.* 2010 styczeń 39(1):5-8.

36- Akhtar AJ, Shaheen M. Objawy ostrego zapalenia trzustki u pacjentów afroamerykańskich i latynoskich. *Trzustka.* 2004 Nov. 29(4):291-7

37- Huh JH, Jeon H, Park SM, et al. Cukrzyca jest związana ze śmiertelnością w ostrym zapaleniu trzustki. *J Clin Gastroenterol.* 2018 luty 52(2):178-83.

38- Whitcomb DC. Praktyka kliniczna. Ostre zapalenie trzustki. *N Engl J Med.* 2006 r. 18 maja. 354(20):2142-50.

39- Suppiah A, Malde D, Arab T, et al. Wartość prognostyczna stosunku neutrofilów do limfocytów (NLR) w ostrym zapaleniu trzustki: identyfikacja optymalnego NLR. *J Gastrointest Surg.* 2013 Apr. 17(4):675-81.

40- Mikolasevic I, Orlic L, Poropat G, i in. Bezalkoholowa tłusta wątroba i ciężkość ostrego zapalenia trzustki. *Eur J Intern Med.* 2017 Mar. 38:73-8.

41- Gullo L, Migliori M, Oláh A, Farkas G, Levy P, Arvanitakis C, et al. Acute Pancreatitisin Five European Countries: Etiologia i śmiertelność. Pancreas. avr 2002;24(3):223.

42- Portincasa P, Moschetta A, Palasciano G. Choroba cholesterolowa. The Lancet. Juill 2006;368(9531):230-9.

43- Dholakia K, Pitchumoni CS, Agarwal N. Jak często testy czynnościowe wątroby są prawidłowe w ostrym żółciowym zapaleniu trzustki? J Clin Gastroenterol. 2004 Jan;38(1):81-3.

44- Sakorafas GH, Tsiotou AG. Etiologia i patogeneza ostrego zapalenia trzustki: Obecne koncepcje. J Clin Gastroenterol. Juin 2000;30(4):343-56.

45- Arthur Laquière: Ostre żółciowe zapalenie trzustki: jak i kiedy należy leczyć kamicę żółciową? FMC HGE. Po U-2014 r./

46- Sand J, Lankisch PG, Nordback I. Spożycie alkoholu u pacjentów z ostrym lub przewlekłym zapaleniem trzustki. Pankreatologia. 2007;7(2-3):147-56.

47- Samokhvalov AV, Rehm J, Roerecke M. Spożycie alkoholu jako czynnik ryzyka ostrego i przewlekłego zapalenia trzustki: Przegląd systematyczny i seria meta-analiz. EBioMedycyna. Déc 2015;2(12):1996-2002.

48- Test identyfikacji zaburzeń związanych z używaniem alkoholu - wytyczne dotyczące stosowania w podstawowej opiece zdrowotnej. Światowa Organizacja Zdrowia. 2008. 10665/67205/WHO_MSD_MSB? sequence=1.

49- Anderson P, Gual A, Colom J, INCa Alkohol i Medycyna Ogólna Zalecenia Kliniczne dotyczące Wczesnej Identyfikacji i Krótkiej Interwencji. Paryż, 2008; 141 s.

50- Brugge WR, Lauwers GY, Sahani D, Fernandez-del Castillo C, Warshaw AL. Cystic Neoplasms of the Pancreas. N Engl J Med. Sept 2004.16;351(12):1218-26.

51- Marc Barthet, Hôpital Nord, Marsylia-Diagnoza mukowiscydoza trzustki. FMCHGE. 2012 paryż/teksty-postu-JFHOD- 2012.

52- Fortson MR, Freedman SN, Webster PD. Ocena kliniczna hiperlipidemicznego zapalenia trzustki. Am J Gastroenterol. déc 1995;90(12):2134-9.

53- Kyriakidis AV, Karydakis P, Neofytou N, Pyrgioti M, Vasilakakis D, Digenis P, et al. Plazmafereza w leczeniu ostrego ciężkiego hiperlipidemicznego zapalenia trzustki: Raport z 5 przypadków. Pankreatologia. Janv 2005;5(2):201-4.

54- Mixter CG, Keynes WM, Cope O. Dalsze doświadczenia z zapaleniem trzustki jako klejem diagnostycznym do nadczynności przytarczyc. N Engl J Med. févr 1962.

55-. LaRusch J, Whitcomb DC. Genetyka zapalenia trzustki. Curr Opin Gastroenterol. Wrzesień 2011;27(5):467-74.

56- Khoo TK, Vege SS, Abu-Lebdeh HS, Ryu E, Nadeem S, Wermers RA. Acute Pancreatitis in Primary Hyperparathyroidism: Badanie populacyjne. J Clin Endocrinol Metab. Juin 2009 ;94(6):2115-8.

57- Trivedi CD, Pitchumoni CS. Narkotykowe zapalenie trzustki: aktualizacja. J Clin Gastroenterol. sept 2005;39(8):709-16.

58- David M. Parenti, William Steinberg, Peter Kang. Zakaźne przyczyny ostrego zapalenia trzustki. Trzustka. Listopad 1999. 13(4):356–371.

59- Rebours V, Lévy P, Ruszniewski P. Przegląd dziedzicznego zapalenia trzustki. Dig Liver Dis. 2012 Jan;44(1):8-15.

60- Solomon S, Whitcomb DC. Genetyka zapalenia trzustki: aktualizacja dla klinicystów i doradców genetycznych. Curr Gastroenterol Rep. 2012 Apr;14(2):112-7.

61- Jeffrey C F Tang, MD; Redaktor naczelny: BS Anand, MD. Ostre zapalenie trzustki. Dziennik Medscape'a. Uaktualniony: 25 lipca 2019.

62- Kamisawa T, Funata N, Hayashi Y, et al. Nowa kliniczno-patologiczna jednostka choroby autoimmunologicznej związanej z IgG4. *J Gastroenterol.* 2003. 38(10):982-4.

63- Elmunzer BJ, Scheiman JM, Lehman GA, i inni, dla U.S. Cooperative for Outcomes Research in Endoscopy (USCORE). A randomized trial of rectal indomethacin to prevent post-ERCP pancreatitis. *N Engl J Med.* 2012 r. 12 kwietnia. 366(15):1414-22.

64- Sadr-Azodi O, Andrén-Sandberg A, Orsini N, Wolk A. Palenie papierosów, przetwórstwo tytoniu i ostre zapalenie trzustki: prospektywne badanie populacyjne. Gut. Grupa BMJ. 2012 Feb;61(2):262-7.

65- Wang S, Li S, Feng Q, Feng X, Xu L, Zhao Q. Nadwaga jest dodatkowym czynnikiem prognostycznym w ostrym zapaleniu trzustki: metaanalizą. Pancreatol Off J Int Assoc Pancreatol IAP Al. 2011;11(2):92-8.

66- Hong S, Qiwen B, Ying J, Wei A, Chaoyang T. Wskaźnik masy ciała oraz ryzyko i rokowanie w przypadku ostrego zapalenia trzustki: meta-analiza. Eur J Gastroenterol Hepatol. Nov 2011;23(12):1136-43.

67- Fan Z, Zhang Y. Objawy Grey Turner'a i Cullen'a wywołane spontanicznym krwotokiem ściany brzucha po kaszleniu. Ann Surg Treat Res. août 2017;93(2):115-7.

68- Tylne V. Wiadomości na temat leczenia ostrego zapalenia trzustki. Rev. Internal Medicine. Październik 2014;35(10):649-55.

69- Cartier T, Sogni P, Perruche F, Meyniard O, Claessens YE, Dhainaut JF, Der Sahakian G. Normalny poziom lipazy w surowicy w ostrym zapaleniu trzustki: opis przypadku. Emerg Med J. Sep 2006 ;23(9):701-2.

70- Chang L, Lo SK, Stabile BE, Lewis RJ, de Virgilio C. Gallstone pancreatitis: badanie prospektywne dotyczące częstości występowania zapalenia dróg żółciowych i predyktorów klinicznych zatrzymanych kamieni przewodu żółciowego wspólnego. Am J Gastroenterol. avr 1998;93(4):527-31.

71- Philippe Lévy. Amylazy i lipazy. Hepato-Gastro & Digestive Oncology. 2013;20(8):650-655.2.

72- Tenner S, Baillie J, DeWitt J, Vege SS ; American College of Gastroenterology. American College of Gastroenterology guideline: management of acute pancreatitis. Am J Gastroenterol. sept 2013;108(9):1400-15; 1416.

73- Philippe Lévy. Co robić, gdy enzymy trzustkowe są podwyższone przez przypadek. Gastroenterologia kliniczna i biologiczna. Vol 30, N° 3 - marzec 2006. str. 421-426.

74- Carroccio A, Di Prima L, Scalici C, Soresi M, Cefalù AB, Noto D, Averna MR, Montalto G, Iacono G. Niewyjaśnione podwyższone stężenia enzymów trzustkowych w surowicy: powód do podejrzenia celiakii. Clin Gastroenterol Hepatol. 2006 Apr; 4(4):455-9.

75- Chang K, Lu W, Zhang K, Jia S, Li F, Wang F, et al. Szybki test moczowy trypsyntogenu-2 we wczesnym rozpoznaniu ostrego zapalenia trzustki: Meta-analiza. Clin Biochem.wrzesień 2012;45(13):1051-6.

76- Yadav D, Agarwal N, Pitchumoni CS. Krytyczna ocena badań laboratoryjnych w ostrym zapaleniu trzustki. Am J Gastroenterol. Juin 2002;97(6):1309-18.

77- Smotkin J, Tenner S. Laboratoryjne testy diagnostyczne w ostrym zapaleniu trzustki. J Clin Gastroenterol. avr 2002;34(4):459-62.

78- Jin T, Huang W, Jiang K, Xiong J-J, Xue P, Javed MA, et al. Trypsynogen-2 moczowy do rozpoznawania ostrego zapalenia trzustki: metaanaliza. Hepatobiliary Pancreat Dis Int HBPD INT. Août 2013;12(4):355-62.

79- Mayumi T, Inui K, Maetani I, Yokoe M, Sakamoto T, Yoshida M, et al. Ważność testu na trypsynogen-2 w diagnostyce ostrego zapalenia trzustki. Trzustka. Août 2012; 41(6):869-75.

80- Cui J, Xiong J, Zhang Y, Peng T, Huang M, Lin Y i in. Dehydrogenaza mleczanowa w surowicy przewiduje trwałą niewydolność narządową w ostrym zapaleniu trzustki. J Crit Care. Październik 2017; 41:161-5.

81- Lévy P. (2009) Acute pancreatitis: Ten dos and don't (no longer). W: Greff M. (eds) Post'U FMC-HGE. Springer, Paryż.

82- Robert JH, Frossard JL, Mermillod B, Soravia C, Mensi N, Roth M, et al. Wczesne przewidywanie ostrego zapalenia trzustki: Badanie prospektywne porównujące skany tomografii komputerowej, ranson, glasgow, ostrą fizjologię i II punktację oceny przewlekłego stanu zdrowia oraz różne markery surowicy. Świat J Surg. Mai 2002;26(5):612-9.

83- Zrnić IK, Milić S, Fisić E, Radić M, Stimac D. C-reaktywne białko i laktatedehydrogenaza jako pojedyncze czynniki rokownicze ciężkości w ostrym zapaleniu trzustki. Lijec Vjesn. févr 2007;129(1-2):1-4.

84- Cui J, Xiong J, Zhang Y, Peng T, Huang M, Lin Y i in. Dehydrogenaza mleczanowa w surowicy przewiduje trwałą niewydolność narządową w ostrym zapaleniu trzustki. J Crit Care. Październik 2017; 41:161-5.

85- Singh VK, Wu BU, Bollen TL, Repas K, Maurer R, Johannes RS, et al. Prospektywna ocena przyłóżkowego wskaźnika ciężkości w ostrym zapaleniu trzustki w ocenie śmiertelności i pośrednich markerów ciężkości w ostrym zapaleniu trzustki. Am J Gastroenterol. avr 2009;104(4):966-71.

86- Lévy P. Home " POST'U 2015 - FMC-HGE -Paryż " Międzynarodowe zalecenia dotyczące ostrego zapalenia trzustki.

87- Mennecier D. Ostre zapalenie trzustki: środki diagnostyczne i elementy prognostyczne. Reanimacja. Dec 2008;17(8):768-74.

88- Lee SP, Nicholls JF, Park HZ. Szlam żółciowy jako przyczyna ostrego zapalenia trzustki. N Engl J Med. Févr 1992;326(9):589-93.

89- Balthazar EJ. Ostre zapalenie trzustki: ocena stopnia ciężkości z oceną kliniczną i TK. Radiology. juin 2002;223(3):603-13.

90- Shinagare AB, Ip IK, Raja AS, Sahni VA, Banks P, Khorasani R. Stosowanie TK i MRI u pacjentów z ostrym zapaleniem trzustki. Obrazowanie brzucha. Févr 2015 ;40(2):272-7.

91- Raghuwanshi S, Gupta R, Vyas MM, Sharma R. CT Evaluation of Acute Pancreatitis and its Prognostic Correlation with CT Severity Index. J Clin Diagn Res. Juin 2016;10(6):TC06-11.

92- Jáuregui-Arrieta LK, Alvarez-López F, Cobián-Machuca H et-al. Skuteczność zmodyfikowanego wskaźnika ciężkości tomograficznej u pacjentów z ciężkim ostrym zapaleniem trzustki. Rev Gastroenterol Mex. 2014;73 (3): 144-8.

93- Chang L, Lo SK, Stabile BE, Lewis RJ, de Virgilio C. Gallstone pancreatitis: badanie prospektywne dotyczące częstości występowania zapalenia dróg żółciowych i predyktorów klinicznych zatrzymanych kamieni przewodu żółciowego wspólnego. Am J Gastroenterol. avr 1998;93(4):527-31.

94- Ortega AR, Gómez-Rodríguez R, Romero M, Fernández-Zapardiel S, Céspedes M del M, Carrobles J-M. Prospektywne porównanie endoskopowej ultrasonografii i cholangiopankreatografii rezonansu magnetycznego w etiologicznej diagnostyce "idiopatycznego" ostrego zapalenia trzustki. Trzustka. Mars 2011;40(2):289-94.

95- Rösch T, Meining A, Frühmorgen S, Zillinger C, Schusdziarra V, Hellerhoff K i in. Perspektywiczne porównanie dokładności diagnostycznej ERCP, MRCP, CT i EUS w strukturach żółciowych. Gastrointest Endosc. juin 2002;55(7):870-6.

96- Brugge WR. Endoskopowa ultrasonografia: Aktualny stan. Gastroenterologia. Déc 1998;115(6):1577-83.

97- Stabuc B, Drobne D, Ferkolj I, Gruden A, Jereb J, Kolar G, et al. Ostre żółciowe zapalenie trzustki: wykrywanie kamieni żółciowych wspólnych za pomocą endoskopowego badania USG. Eur J Gastroenterol Hepatol. déc 2008;20(12):1171-5.

98- Andari R, Modiri A, Makipour K. Endoskopowe badanie ultrasonograficzne należy wykonać przed endoskopową cholangiopankreatografią wsteczną u wszystkich pacjentów z łagodnym ostrym żółciowym zapaleniem trzustki. Pancreas. janv 2014;43(1):147-8.

99- Ivan Bricault Contributions and pitfalls of bili-MRI. FMC-HGE. POST'U 2015 - Paryż

100- Martin A. Makary, Mark D. Duncan, John W. Harmon, Paul D. Freeswick, Jeffrey S. Bender, Mark Bohlman i inni. Rola cholangiografii rezonansu magnetycznego w leczeniu pacjentów z galaktycznym zapaleniem trzustki. Ann Surg. Jan 2005; 241(1): 119- 124.

101- De Waele E, Op de Beeck B, De Waele B, Delvaux G. Cholangiopankreatografia rezonansu magnetycznego w przedoperacyjnej ocenie pacjentów z żółciowym zapaleniem trzustki. Pancreatol Off J Int Assoc Pancreatol IAP Al. 2007;7(4):347-51.

102- Trillaud H, Laumonier H. Cholangio-pancreatography-MRI: praktyczne podejście. Hepato-Gastro Oncol Dig. March 2007;14(2):111-32.

103- Bone RC, Balk RA, Cerra FB, Dellinger RP, Fein AM, Knaus WA, et al. Definitions for Sepsis and Organ Failure and Guidelines for the Use of Innovative Therapies in Sepsis. Chest. juin 1992;101(6):1644-55.

104- Mofidi R, Duff MD, Wigmore SJ, Madhavan KK, Garden OJ, Parks RW. Association between early systemic inflammatory response, severity of multiorgan dysfunction and death in acute pancreatitis. Br J Surg. juin 2006;93(6):738-44.

105- Singh VK, Wu BU, Bollen TL, Repas K, Maurer R, Mortele KJ i in. Zespół wczesnej systemowej odpowiedzi zapalnej jest związany z ciężkim ostrym zapaleniem trzustki. Clin Gastroenterol Hepatol Off Clin Practice J Am Gastroenterol Assoc. Nov 2009;7(11):1247-51.

106- Singh VK, Wu BU, Bollen TL, Repas K, Maurer R, Mortele KJ i in. Zespół wczesnej systemowej odpowiedzi zapalnej jest związany z ciężkim ostrym zapaleniem trzustki. Clin Gastroenterol Hepatol Off Clin Practice J Am Gastroenterol Assoc. Nov 2009;7(11):1247-51.

107- Wu BU, Johannes RS, Sun X, Tabak Y, Conwell DL, Banks PA. Wczesne przewidywanie śmiertelności w ostrym zapaleniu trzustki: duże badanie populacyjne. Gut. Déc 2008;57(12):1698-703.

108- Hagjer S, Kumar N. Ocena systemu punktacji BISAP w prognozowaniu ostrego zapalenia trzustki - prospektywne badanie obserwacyjne. Int J Surg London Engl. juin 2018;54(Pt A):76-81.

109- Singer M, Deutschman CS, Seymour CW, Shankar-Hari M, Annane D, Bauer M, et al. The Third International Consensus Definitions for Sepsis and Septic Shock (Sepsis-3). JAMA 23 févr 2016. 315(8):801-10.

110- Raith EP, Udy AA, Bailey M, McGloughlin S, MacIsaac C, Bellomo R, et al. PrognosticAccuracy of the SOFA Score, SIRS Criteria, and qSOFA Score for In- Hospital Mortality Among Adults With Suspected Infection Admitted to the Intensive Care Unit. JAMA. Janv 2017;317(3):290-300.

111- Singer M et all. The Third International Consensus Definitions for Sepsis and Septic Shock (Sepsis-3). JAMA. 2016 Luty 23;315(8):801-10.

112- Juneja D, Gopal PB, Ravula M. Systemy punktowe w ostrym zapaleniu trzustki: które stosować na oddziałach intensywnej terapii? J Crit Care. juin 2010;25(2):358.e9-358.e15.

113- Tee Y-S, Fang H-Y, Kuo I-M, Lin Y-S, Huang S-F, Yu M-C. Seryjna ocena punktacji SOFA jest wiarygodna do przewidywania śmiertelności w ostrym ciężkim zapaleniu trzustki. Medicine (Baltimore). févr 2018;97(7):e9654.

114- Derek C.; Seymour, Christopher W.; Coopersmith, Craig M.; Deutschman, Clifford S.; Klompas, Michael; Levy, Mitchell M.; Martin, Gregory S.; Osborn, *Tiffany M.; Rhee, Chanu,* "A Framework for the Development and Interpretation of Different Sepsis Definitions and Clinical *Criteria", Critical* Care Medicine, 10 octobre 2016.

115- Brabrand M, Havshøj U, Graham CA. Validation of the qSOFA score for identification of septic patients: Badanie retrospektywne. Eur J Intern Med. déc 2016;36:e35-6.

116- Haydar S, Spanier M, Weems P, Wood S, Strout T. Porównanie wyników QSOFA i kryteriów SIRS jako mechanizmów przesiewowych dla sepsy oddziału ratunkowego. Am J Emerg Med. Nov 2017;35(11):1730-3.

117- Wahab Shagufta, Ahmed Khan Rizwan, Ahmed Ibne, Wahab Arif; obrazowe i kliniczne wskaźniki diagnostyczne ostrego zapalenia trzustki: wgląd porównawczy. Acta Gastroenterologica Latinoamericano 2010 wrzesień; 40/ 3: 283-28.

118- Theodoros E Pavlidis, Efstathios T Pavlidis i Athanasios K Sakantamis; Postępy w zakresie czynników prognostycznych w ostrym zapaleniu trzustki: mini przegląd. Żółciowo-żółciowe zapalenie trzustki Int 15 października 2010 r.;9/ 5:889

119- Larvin i wsp.: punktacja APACHE II dla oceny i monitorowania ostrego zapalenia trzustki. Lancet 1989 Jul; (8656):201-5.

120- Robert Quinlan, Shackelford's surgery of the alimentary tractary.2009; wydanie 4, tom 3, strona 19 i 20, tabela 2-1 i 2-2.

121- Agrawal i inni: Ocena testów na ostre zapalenie trzustki. Am K Gastroenterol 1990; 95:356.

122- Dominguez i wsp. : Monitorowanie stężenia proteinazy w surowicy - równowagi białkowej i systemowej reakcji zapalnej w ocenie rokowniczej ostrego zapalenia trzustki. Dig Dis Sci 1993; 38:507-13.

123- Clavien i inni: Wartość CECT we wczesnej diagnostyce i prognozowaniu ostrego zapalenia trzustki. Am J Surg 1988; 155:457.

124- Balthazar i wsp. : Diagnostyka TK i stadium ostrego zapalenia trzustki. Radiol Clin North Am 1989; 27:19-37.

125- Banks PA et al. Classification of acute pancreatitis--2012: rewizja klasyfikacji Atlanty i definicji w drodze międzynarodowego konsensusu. Gut. 2013;62(1):102-11.

126- Johnson CD, Besselink MG, Carter R. Ostre zapalenie trzustki. BMJ. 2014;349:g4859

127- Sureka B et al. Imaging lexicon for acute pancreatitis: 2012 Atlanta Classification revisited. Gastroenterol Rep (Oxf). 2016;4(1):16-23.

128- Hélène Wucher, Pauline Faucher, r Amal Y. Lemoine, Étienne Larger. Przewlekłe zapalenie trzustki, diagnoza i leczenie. Diabetes & Obesity April 2015 vol. 10 numerów 88.

129- Zappa M, Tasu JP, Zins M, Aube C, Pilleul F, Vullierme MP, et al. 2012 Atlanta Conference: Revised classification of acute pancreatitis. Francuska terminologia zatwierdzona przez SIAD (Société d'imagerie abdominale et digestive). Journal of

Diagnostic and Interventional Radiology Vol.95, n° 9 p759-765 - September 2014.

130- Isenmann R, Buchler M, Uhl W, Malfertheiner P, Martini M, Beger HG. Nekroza trzustki: Wczesne wykrycie ciężkiego ostrego zapalenia trzustki. Trzustka. Mai 1993;8(3):358-61.

131- Karimgani I, Porter KA, Langevin RE, Banks PA. Czynniki prognostyczne w sterylnej martwicy trzustki. Gastroenterology. nov 1992;103(5):1636-40.

132- Tenner S, Sica G, Hughes M, Noordhoek E, Feng S, Zinner M, et al. Związek martwicy z niewydolnością narządową w ciężkim ostrym zapaleniu trzustki. Gastroenterologia. Wrzesień 1997;113(3):899-903.

133- Besselink MG, van Santvoort HC, Boermeester MA, Nieuwenhuijs VB, van Goor H,Dejong CH et al. Czas i wpływ infekcji w ostrym zapaleniu trzustki. Br J Surg. Mar 2009;96(3):267-73.

134- Peter A Banks, Thomas L Bollen, Christos Dervenis, Hein G Gooszen, Colin D Johnson5, Michael G Sarr, Gregory G Tsiotos, Santhi Swaroop Vege. Classification of acute pancreatitis-2012: revision of the Atlanta classification and definitions by international consensus. Gut Volume 62, Issue 1.

135- Payen J-L, Muscari F, Vibert É, Ernst O, Pelletier G. Litiaza żółciowa. Prasa medyczna czerwiec 2011;40(6):567-80.

136- Kamica żółciowa i komplikacje. ABSTRAKT HEPATO-GASTRO-ENTEROLOGIA I CHIRURGIA CYGODNA 3. edycja - część "Wiedza" - © przez CDU-HGE - Edition Elsevier-Masson - wrzesień 2015.

137- Pitchumoni, C. S.; Agarwal, N.; Jain, Naresh K. Systemic Complications of Acute Pancreatitis. American Journal of Gastroenterology . Jun1988, Vol. 83 ssue 6, p597-606. 10p. 3 wykresy.

138- Zhou M-T, Chen C-S, Chen B-C, Zhang Q-Y, Andersson R. Acute lung injury andARDS in acute pancreatreatitis: mechanisms and potential intervention. World J Gastroenterol. mai 2010;16(17):2094-9.

139- Željko VuČIČEviĆ,Iva RatkoviĆ-GusiĆ & Antun. Fotivec Acute Renal Failure Complicating Severe Acute Pancreatreatitis Renal Failure Volume 18, 1996 - Issue 4 Pages 621-628 | Opublikowano online: 07 lipca 2009.

140- John H.C. Ranson, B.M., B.Ch. Henriette Lackner, M.D. Irwin R. Berman, M.D. Roger Schinella, M.D. Związek czynników koagulacyjnych z powikłaniami klinicznymi ostrego zapalenia trzustki. Tom 81, wydanie 5, p502-511, maj 01, 1977 r.

141- Bollaert J, Annane D, Aube H, Bedos J, Cariou A, Ducheyron D, et al. Disseminated intravascular coagulations (DIC) in resuscitation: definition, classification and treatment (with the exception of cancer and hematological malignancies). Reanimacja. Dec2002;11(8):567-74.

142- Koenraad J.Mortelé Patricia J.Mergo, Helena M.Taylor WalterWiesner VitoCantisani Michael D.Ernst Babak N.Kalantari Pablo R.Ros. Peripancreatic vascular abnormalities complicating acute pancreatitis: contrast-enhanced helical CT findings. European Journal of Radiology Volume 52, Issue 1, October 2004, Pages 67-72.

143- Aldridge MC, Francis ND, Glazer G, Dudley HAF. Powikłanie okrężne ciężkiego ostrego zapalenia trzustki. Br. J Sur 1989;76:36-7

144- Thomson WM, Kelvin FM, Rice RP. Inflammation and necrosis of the transverse colon secondary of acute pancreatitis. AJR.1977.128/943-8

145- Bouillot JL, Alexandr JH, Voung NP. Udział kolonii w ostrym martwiczym zapaleniu trzustki: wynik leczenia chirurgicznego. Word J Surgery 1989;13:84-7

146- van Brunschot S, Schut AJ, Bouwense SA, Besselink MG, Bakker OJ, van Goor H, et al. Zespół komory brzusznej w ostrym zapaleniu trzustki: przegląd systematyczny. Pancreas. juill 2014;43(5):665-74.

147- Vujasinovic M, Tepes B, Makuc J, Rudolf S, Zaletel J, Vidmar T i inni. Niewydolność egzokrynna trzustki, cukrzyca i markery żywieniowe w surowicy po ostrym zapaleniu trzustki. World J Gastroenterol. déc 2014;20(48):18432-8.

148- Hélène Wucher, Pauline Faucher, Amal Y. Lemoine, Étienne Larger. Przewlekłe zapalenie trzustki Diagnoza i zarządzanie cukrzycą. Diabetes & Obesity - kwiecień 2015 r. - t. 10 - Wydanie 88.

149- Ding X, Liu C A, Gong J-P, Li S-W. Encefalopatia trzustkowa u 24 pacjentów z ciężkim ostrym zapaleniem trzustki. Hepatobiliary Pancreat Dis Int HBPD INT. nov 2004;3(4):608-11.

150- Sun G-H, Yang Y-S, Liu Q-S, Cheng L-F, Huang X-S. Encefalopatia trzustki i encefalopatia Wernickego w połączeniu z ostrym zapaleniem trzustki: badanie kliniczne. World J Gastroenterol. Juill 2006;12(26):4224-7.

151- P. G. Lankisch B. Weber-Dany P. Maisonneuve A. B. Lowenfels. Objawy skórne w ostrym zapaleniu trzustki: częstotliwość i wpływ na rokowanie. 2009 Blackwell Publishing LtdJournal of Internal Medicine265; 299-301.

152- Acevedo-Piedra NG, Moya-Hoyo N, Rey-Riveiro M, Gil S, Sempere L, Martínez J, et al. Validation of the determinant-based classification and revision of the Atlanta classification systems for acute pancreatitis. Gastroenterol Hepatol. 2014;12:311–6.

153- Van Dijk SM, Hallensleben NDL, van Santvoort HC, Fockens P, van Goor H, Bruno MJet al. Ostre zapalenie trzustki: ostatnie postępy dzięki randomizowanym badaniom. Gut.Nov 2017;66(11):2024-2032.

154- Van Geenenen E-JM, van Santvoort HC, Besselink MGH, van der Peet DL, van Erpecum KJ, Fockens P, et al. Brak zgody co do roli endoskopowej cholangiografii wstecznej w ostrym żółciowym zapaleniu trzustki w opublikowanych metaanalizach i wytycznych: przegląd systematyczny. Pancreas. juill 2013;42(5):774-80.

155- Uhl W, Warshaw A, Imrie C, Bassi C, McKay CJ, Lankisch PG, et al. IAP Guidelines for the Surgical Management of Acute Pancreatitis. Pancreatol Off J Int Assoc Pancreatol IAP Al. 2002;2(6):565-73.

156- Larson SD, Nealon WH, Evers BM. Leczenie żółciowego zapalenia trzustki. Adv Surg. 2006;40:265-84.

157- Nealon WH, Bawduniak J, Walser EM. Appropriate timing of cholecystectomy in patients who present with moderate to severe gallstone-associated acute pancreatitis withperipancreatic fluid collections. Ann Surg. juin 2004;239(6):741-9; omówienie 749-751.

158- FranciscoRiquelme , BorisMarinkovic, MarcoSalazar, WaldoMartínez FelipeCatan SebastiánUribe-Echevarría FelipePuelma , JorgeMuñoz , AndreaCanals CristianAstudillo, MarioUribe. Wczesna laparoskopowa cholecystektomia ogranicza pobyt w szpitalu w łagodnym żółciowym zapaleniu trzustki. Próba randomizowana. 2019. HPB Journal (Hepato-Pactreatreato-Biliary).

159- Stone HH, Fabian TC, Dunlop WE. Gallstone pancreatitis: patologia dróg żółciowych w odniesieniu do czasu operacji. Ann Surg. 1981;194:305-12...

160- Dasari BVM, Tan CJ, Gurusamy KS, Martin DJ, Kirk G, McKie L, i in. Chirurgiczne versusendoskopowe leczenie kamieni dróg żółciowych. Cochrane Database Syst Rev. sept 2013;(9):CD003327.

161- Christine Boumitri, Elizabeth Brown i Michel Kahaleh. Necrotizing Pancreatitis: Obecne zarządzanie i terapie. Clin Endosc. 2017 Jul; 50(4): 357-365 .

162- van Santvoort HC, Bakker OJ, Bollen TL, Besselink MG, Ahmed Ali U, Schrijver AM, et al. Konserwatywne i minimalnie inwazyjne podejście do martwiczego zapalenia trzustki poprawia wyniki. Gastroenterologia. oct 2011;141(4):1254-63.

163- Mier J, León EL, Castillo A, Robledo F, Blanco R. Early versus late necrosectomy in severe necrotizing pancreatitis. Am J Surg. 1997;173(2):71-5.

164- Warndorf MG, Kurtzman JT, Bartel MJ, Cox M, Mackenzie T, Robinson S et al. Wczesna reanimacja płynami zmniejsza zachorowalność wśród pacjentów z ostrym zapaleniem trzustki. Clin Gastroenterol Hepatol. 2011 Aug;9(8):705-9.

165- Wu BU, Hwang JQ, Gardner TH, Repas K, Delee R, Yu S, et al. Lactated Ringer's Solution Reduces Systemic Inflammation Compared with Saline in Patients With Acute Pancreatitis. Clin Gastroenterol Hepatol. août 2011;9(8):710-717.e1.

166- Yamashita T, Horibe M, Sanui M, Sasaki M, Sawano H, Goto T, i in. Reanimacja płynami o dużej objętości w przypadku ciężkiego ostrego zapalenia trzustki jest związana z obniżoną śmiertelnością: Wieloośrodkowym Badaniem Retrospektywnym. J Clin Gastroenterol. avr 2018.

167- Gardner TB, Vege SS, Pearson RK, Chari ST. Płynna reanimacja w ostrym zapaleniu trzustki. Clin Gastroenterol Hepatol. Oct 2008;6(10):1070-6.

168- - Simple Alcohol Withdrawal - Odniesienie do dobrych praktyk klinicznych Francuskiego Towarzystwa Alkohologicznego. Grudzień 2006.

169- Bény Charbit. Zajmując się pacjentem alkoholikiem. Francuskie Towarzystwo Anestezjologii i Reanimacji. Kongres SFAR 2017. Paryż.

170- J. Michael Gaziano; Robert J. Glynn; William G. Christen; Tobias Kurth; Charlene Belanger; Jean MacFadyen; Vadim Bubes; JoAnn E. Manson; Howard D. Sesso; Julie E. Buring:

Witaminy E i C w profilaktyce gruczołu krokowego i raka całkowitego u mężczyzn: The Physicians' Health Study II Randomized Controlled Trial. JAMA, 7 stycznia 2009; 301: 52-62.

171- Wittau M, Mayer B, Scheele J, Henne-Bruns D, Dellinger EP, Isenmann R. Przegląd systematyczny i metaanaliza profilaktyki antybiotykowej w ciężkim ostrym zapaleniu trzustki. Scand J Gastroenterol. mars 2011;46(3):261-70.

172- Büchler M, Malfertheiner P, Friess H, Isenmann R, Vanek E, Grimm H i in. Stężenie w tkance trzustki ludzkiej antybiotyków bakteriobójczych. Gastroenterologia. Déc 1992;103(6):1902-8.

173- Zahra Masoud. **Nadużywanie** antybiotyków w ostrym zapaleniu trzustki pojawia się jako szeroko rozpowszechniony doradca ds. chorób zakaźnych. 11 października 2018 roku.

174- W Cheol Hwang, Jooyoung Chang, Sang Min Park. Związek między stosowaniem inhibitorów pompy protonowej a ryzykiem wystąpienia raka trzustki: Koreańskie badanie kohortowe w całym kraju. PLoS One. 2018; 13(9).

175- Kamisawa T, Wood LD, Itoi T, Takaori K. Rak trzustki. Lancet. 2016;388(10039):73–85

176- Maddalo G, Spolverato Y, Rugge M, Farinati F. Gastrin: od patofizjologii do profilaktyki i leczenia raka. European journal of cancer prevention: the official journal of the European Cancer Prevention Organisation (ECP). 2014;23(4):258–63.

177- Doug Brunk Systemic antykoagulacja okazała się korzystna dla pacjentów z ostrym zapaleniem trzustki. Iternal Medecine News. 18 maja 2019.

178- Simone Gartner, Antje Steveling, Simon Peter. (2016). Czas doustnego karmienia po ostrym zapaleniu trzustki. Pancreapedia: Exocrine Pancreas Knowledge Base, DOI: 10.3998/panc.2016.23

179- Tenner S, Baillie J, DeWitt J, Vege SS, i American College of Gastroenterology. American College of Gastroenterology guideline: management of acute pancreatitis. *Am J Gastroenterol*. 2013 Sep. 108(9):1400-15; 1416.

180- Crockett SD, Wani S, Gardner TB, Falck-Ytter Y, Barkun AN, American Gastroenterological Association Institute Clinical Guidelines Committee. American Gastroenterological Association Institute Guideline on Initial Management of Acute Pancreatitis, American Gastroenterological Association Institute. *Gastroenterologia*. 2018 Mar. 154(4):1096-101

181- Leppaniemi A, Tolonen M, Tarasconi A, et al. 2019 Wytyczne WSES dotyczące postępowania w przypadku ciężkiego ostrego zapalenia trzustki. *World J Emerg Surg*. 2019. 14:27.

182- Philippe Lévy Pôle des Maladies de l'Appareil Digestif Service de Gastroentérologie-Pancréatologie Hôpital Beaujon, Clichy. JFOD 2009

Kolibri 360 GmbH
Ferdinand-Jühlke-Straße 7
99095 Erfurt, Deutschland
produktsicherheit@kolibri360.de

Druck:
CPI Druckdienstleistungen GmbH
im Auftrag der
Kolibri 360 GmbH
Ferdinand-Jühlke-Str. 7
99095 Erfurt